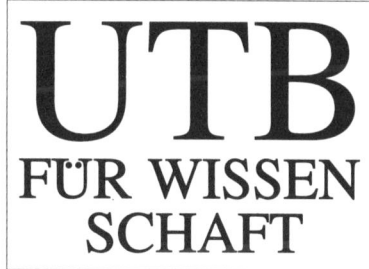

Eine Arbeitsgemeinschaft der Verlage

Wilhelm Fink Verlag München
Gustav Fischer Verlag Jena und Stuttgart
A. Francke Verlag Tübingen und Basel
Paul Haupt Verlag Bern · Stuttgart · Wien
Hüthig Fachverlage Heidelberg
Leske Verlag + Budrich GmbH Opladen
Lucius & Lucius Verlagsgesellschaft Stuttgart
Mohr Siebeck Tübingen
Quelle & Meyer Verlag · Wiesbaden
Ernst Reinhardt Verlag München und Basel
Schäffer-Poeschel Verlag · Stuttgart
Ferdinand Schöningh Verlag Paderborn · München · Wien · Zürich
Eugen Ulmer Verlag Stuttgart
Vandenhoeck & Ruprecht in Göttingen und Zürich

Wolfgang Menke

Grundwissen Sportorthopädie/Sporttraumatologie

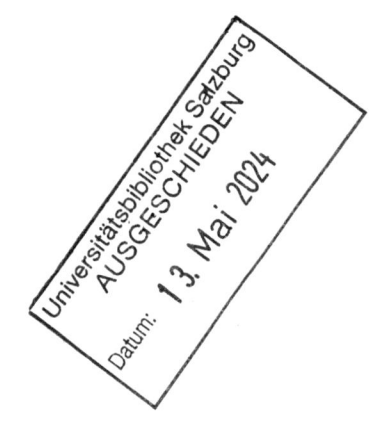

Limpert Verlag Wiesbaden

Prof. Dr. Wolfgang Menke
Deutsche Sporthochschule Köln
Institut für Sportorthopädie - Sporttraumatologie
D-50927 Köln

Die Deutsche Bibliothek - CIP-Einheitsaufnahme

Menke, Wolfgang:
Grundwissen Sportorthopädie, Sporttraumatologie / Wolfgang
Menke. - Wiesbaden : Limpert, 1997
  (UTB für Wissenschaft : Uni-Taschenbücher ; 8146))
  ISBN 3-8252-8146-9 (UTB)
  ISBN 3-7853-1600-3 (Limpert)

© 1997, by Limpert Verlag GmbH, Wiesbaden
  ISBN 3-7853-1600-3

Das Werk ist urheberrechtlich geschützt. Jede Verwertung außerhalb der engen Grenzen des Urheberrechtsgesetzes ist ohne Zustimmung des Verlages unzulässig und strafbar. Dies gilt insbesondere für Vervielfältigungen auf fotomechanischem Wege (Fotokopie/Mikrokopie), Übersetzungen, Mikroverfilmungen und die Einspeicherung und Verarbeitung in elektronischen Systemen.

Umschlaggestaltung: Alfred Krugmann
DTP: Claudia Huber
Druck und Bindung: Präzis-Druck, Karlsruhe
Printed in Germany/Imprimé en Allemagne

ISBN 3-8252-8146-9 (UTB-Bestellnummer)

Inhalt

Vorwort VIII

1 Sport, Gesundheit und Krankheit des Bewegungssystems 1
   1.1 Gesundheitsbegriffe 1
   1.2 Epidemiologie 5
   1.3 Sport und Gesundheit 8
   1.4 Sportverletzungen 10
   1.5 Sportschäden – Überlastungsschäden am Bewegungssystem 16
   1.6 Überprüfungsfragen zu Kap. 1 20

2 Knochen 21
   2.1 Makroskopische und mikroskopische Knochenstrukturen 21
   2.2 Regulation des Knochenumbaus 24
   2.3 Physiologische Veränderungen im Alter 26
   2.4 Belastung und Beanspruchung des Knochens 27
   2.5 Frakturen 30
       2.5.1 Definition und Frakturformen 30
       2.5.2 Frakturbehandlung 32
       2.5.3 Frakturheilung 35
       2.5.4 Komplikationen und Folgeerscheinungen nach Frakturen 35
           2.5.4.1 Muskelatrophien 36
           2.5.4.2 Gelenkversteifung 36
           2.5.4.3 Achsfehlstellung 37
           2.5.4.4 Refraktur 37
           2.5.4.5 Pseudarthrosen 37
           2.5.4.6 Infektionen 38
           2.5.4.7 Thrombose und Embolie 38
           2.5.4.8 Fettembolie 39
           2.5.4.9 Morbus SUDECK 39
           2.5.4.10 Kompartmentsyndrom 40
       2.5.5 Fraktursonderformen 40
           2.5.5.1 Streßfrakturen 40
           2.5.5.2 Pathologische Frakturen 43
           2.5.5.3 Osteoporose und Fraktur 43
       2.5.6 Die Fraktur als Sportverletzung 44
           2.5.6.1 Sportmöglichkeiten nach Frakturen 46
           2.6.6.2 Unterstützende Maßnahmen zur Frakturheilung 47
       2.5.6.3 Physiologische Adaptation des Knochens unter Belastung 49
           2.5.6.4 Bewegung und Belastung in einem ganzheitlichen
                      Therapiekonzept bei Frakturen 50
           2.5.6.5 Osteoporose und Sport – Risiko und Ressource 52
   2.6 Überprüfungsfragen zu Kap. 2 54

3 Gelenke 55
　3.1 Aufbau und Funktion der Gelenke 55
　　　3.1.1 Gelenkknorpel 56
　　　3.1.2 Meniskus und Diskus 59
　　　3.1.3 Kapsel-Band-Gewebe 60
　3.2 Physiologie der Gelenke 60
　3.3 Biomechanische Eigenschaften von Knorpelgewebe 62
　3.4 Biomechanik und Biochemie des Kapsel-Band-Apparates 63
　3.5 Gelenkverletzungen 63
　　　3.3.1 Epidemiologie der Gelenkverletzung 63
　　　3.5.2 Offene Gelenkverletzungen 65
　　　3.5.3 Kontusion 66
　　　3.5.4 Distorsion 66
　　　3.5.5 Luxation – Verrenkung 70
　　　3.5.6 Knorpelverletzung – Knorpelschaden 73
　　　　　3.5.6.1 Therapie der Knorpelschäden 75
　　　3.5.7 Meniskus- und Diskusverletzungen 76
　3.6 Komplikationen nach Gelenkverletzungen 78
　　　3.6.1 Gelenkversteifung 78
　　　3.6.2 Instabilitäten 80
　　　3.6.3 Frühzeitiger Gelenkverschleiß 80
　　　3.6.4 Begleitverletzungen 81
　　　3.6.5 Patho-Mechanismen der Knorpelschädigung 82
　3.7 Heilungsvorgänge an Knorpel, Meniskus und Bändern 83
　　　3.7.1 Physiologie der Knorpelheilung 83
　　　3.7.2 Meniskusheilung 84
　　　3.7.3 Bänderheilung 85
　3.8 Sport als Ursache von Arthrosen 87
　　　3.8.1 Arthrose und körperliches Training 89
　3.9 Überprüfungsfragen zu Kap. 3 90

4 Muskulatur 93
　4.1 Anatomie 93
　4.2 Neurophysiologie des Muskels 94
　4.3 Biomechanik des Muskels 96
　4.4 Epidemiologie der Muskelverletzungen 97
　4.5 Muskelverletzungen – Muskelschäden 98
　　　4.5.1 Muskelkrampf 98
　　　4.5.2 Muskelkater 99
　　　4.5.3 Muskelzerrung 100
　　　4.5.4 Muskelfaserriß – Muskelriß 101
　　　4.5.5 Muskelkontusion 103
　　　4.5.6 Muskelhernie 103
　　　4.5.7 Myositis ossificans – Muskelverknöcherung 104
　　　4.5.8 Funktionelles Kompartmentsyndrom 105
　　　4.5.9 Muskulatur und Immobilisation 106
　　　　　4.5.9.1 Erhaltung und Wiederherstellung der Muskelfunktion .. 108
　　　　　4.5.9.2 Muskelaufbau 109

	4.5.10 Entstehung von Muskelverletzungen	112
	4.5.11 Muskelverletzungsprophylaxe/Dehnmethoden	112
4.6	Überprüfungsfragen zu Kap. 4	115
5	Sehnen	117
5.1	Anatomischer Überblick	117
5.2	Physiologie der Sehne	119
5.3	Adaptation des Sehnengewebes	120
5.4	Epidemiologie von Sehnenverletzungen und Sehnenschäden	122
5.5	Sehnenrupturen	124
5.6	Knöcherne Sehnenausrißfrakturen	126
5.7	Insertionstendinosen	127
5.8	Tendinose – Tendovaginitis	129
5.9	Überprüfungsfragen zu Kap. 5	131
6	Glossar	133
7	Verzeichnis der Abbildungen und Tabellen	142
8	Literatur	145
8.1	Literatur zu Kap. 1: Sport, Gesundheit und Krankheit des Bewegungssystems	145
8.2	Literatur zu Kap. 2: Knochen	145
8.3	Literatur zu Kap. 3: Gelenke	146
8.4	Literatur zu Kap. 4: Muskulatur	147
8.5	Literatur zu Kap. 5: Sehnen	148
9	Register	149

Vorwort

Sportmedizin versteht sich als medizinische Disziplin, die den Einfluß von Bewegung, Training und Sport auf den gesunden und kranken Menschen untersucht, um damit sowohl der Medizin wie auch dem Sport zu dienen, wie HOLLMANN einmal formulierte. In diesem Aufgabengebiet kommt der Sportorthopädie und Sporttraumatologie ein wichtiger Rang zu. Im präventiven und rehabilitativen Ansatz der Sportmedizin steht das Bewegungssystem des Menschen im Mittelpunkt: ein Großteil der in Deutschland registrierten Behinderungen und Erkrankungen spielt sich an der Wirbelsäule und den Extremitäten ab. Aber auch wenn andere Organsysteme im Rahmen der Sportmedizin therapeutisch oder präventiv angegangen werden, ist das Bewegungssystem als Mittler immer beteiligt.

In diesem dualen Prinzip finden sich auch die Aufgaben der Sportorthopädie wieder. Sie muß sich einerseits mit den schädigenden Auswirkungen des Sports insbesondere am Bewegungssystem medizinisch und wissenschaftlich auseinandersetzen und letztlich dem Sportler helfen, sich vor Schäden und Verletzungen zu schützen, bzw. ihm eine optimale Behandlung bei einmal aufgetretenem Schaden zukommen lassen.

Andererseits hat die Sportorthopädie die wichtige Aufgabe, gesundheitsfördernde Aspekte des Sports, die überwiegend durch körperliches Training über das Bewegungssystem vermittelt werden, zu überprüfen und anzuwenden.

Hierzu nötige Grundlagen aufzuzeigen ist auch ein Anliegen dieses Buches.

Es richtet sich an Sport- und Medizinstudierende ebenso wie an ÜbungsleiterInnen und SportlehrerInnen sowie an interessierte Laien.

1 Sport, Gesundheit und Krankheit des Bewegungssystems

1.1 Gesundheitsbegriffe

Wenn man sich mit den Auswirkungen des Sports auf den menschlichen Körper beschäftigt, wird man zwangsläufig mit den Begriffen **Gesundheit** und **Krankheit** konfrontiert, mit denen sich die Disziplinen Gesundheitswissenschaft auf der einen und Medizin und Sportmedizin im speziellen auf der anderen Seite befassen. Es sind Wechselbeziehungen, die zwischen Sport und Gesundheit und Krankheit bestehen. Dem Sport wird viel Negatives angelastet, indem man auf schädigende Einflüsse insbesondere am Bewegungssystem verweist. **Gesundheitsfördernde Aspekte** werden häufig übersehen, obwohl der Sport Bestandteil therapeutischer Ansätze bei bestimmten Erkrankungen ist und als Therapiemittel in Form körperlichen Trainings eingesetzt wird.

Sport, Medizin, Gesundheitswissenschaft

Die **Sportmedizin** hat eine doppelte Aufgabe. Zum einen dient sie den Mutterdisziplinen, indem sie wissenschaftliche Erkenntnisse aus dem sportmedizinischen Bereich in Rehabilitation, Prävention und Therapie vieler Erkrankungen einbringt. Zum anderen unterstützt sie den Sport dadurch, daß sie dem Sportler hilft, sich vor Schäden und Verletzungen zu schützen, und eingetretene Verletzungen optimal behandelt.

In der **Gesundheitswissenschaft** schließlich steht der Aspekt der **Krankheitsverhütung** und der **Gesundheitsförderung** im Mittelpunkt. Dem Sport wird hierbei als einer Form der körperlichen Betätigung eine große Bedeutung im Sinne einer **Gesundheitsressource** beigemessen.

Vor diesem Hintergrund sollen zunächst einige Definitionen des Gesundheitsbegriffs beispielhaft vorgestellt werden (*Tab. 1*).

Gesundheit wird von den verschiedenen wissenschaftlichen Disziplinen, der Medizin, der Soziologie, der Psychologie, der Politologie, der Philosophie und vielen anderen unterschiedlich definiert. Besondere Bedeutung kommt der **Definition der WHO** aus dem Jahre 1948 zu, auf die in zahlreichen neueren Definitionen Bezug genommen wird, wie auch die jüngste Resolution des **Deutschen Ärztetages** zum Thema Gesundheit zeigt.

Gesundheitsdefinition der WHO

Tab. 1: Gesundheitsdefinitionen.

350 v. Chr.	Gesundheit ist das Erhaltenbleiben der Form (ARISTOTELES)
11. Jahrhundert der Gesundheit	Im Beachten des Gleichgewichts liegt die Erhaltung (BUTLAN)
1940	Gesundheit ist das Schweigen der Organe (LERICHE)
1948	Gesundheit ist der Zustand völligen körperlichen, geistigen und sozialen Wohlbefindens und mehr als die Abwesenheit von Krankheit (WHO)
1994	Gesundheit ist die aus der Einheit von subjektivem Wohlbefinden und individueller Belastbarkeit erwachsende körperliche, seelische und soziale Leistungsfähigkeit des Menschen (DEUTSCHER ÄRZTETAG)

Gesundheit ist nicht allein das Fehlen von Krankheit

Vielen biomedizinischen Konzepten wird angelastet, daß Gesundheit vorrangig als Abwesenheit von Krankheit definiert ist und damit die Suche nach Krankheitsursachen in den Mittelpunkt gestellt wird, mit der Folge, daß Behandlung und Prävention krankheitszentriert ausgerichtet sind. Daß Gesundheit nicht allein das **Fehlen von Krankheit** ist, ist eine der Kernaussagen der Definition der WHO.

Salutogenese – Pathogenese

Modelle wie das Konzept der **Salutogenese**, die nicht die Krankheit, sondern die Gesundheit in den Mittelpunkt stellen, finden in der Gesundheitswissenschaft besondere Beachtung. Analog zur **Pathogenese**, also der Lehre von der Entstehung der Krankheit, wird in der Salutogenese, der Lehre von der Entstehung der Gesundheit, die Frage „Was macht die Leute krank?" umgekehrt in die Frage „Was macht die Leute gesund?".

Schutzfaktoren – Streßfaktoren

Auf der Basis dieses Modells sind weitergehende Gesundheitskonzepte entwickelt worden, in denen zum einen die Schutz- und Streßfaktoren ausführlicher definiert sind und der Gesundheitsbegriff auf die körperliche, die seelische und die soziale Ebene ausgedehnt wird. In vielen Modellen werden diverse **Schutzfaktoren (Ressourcen)** und **Streßfaktoren (Anforderungen)** aufgelistet und in externe und interne, in physische, psychische und psychosoziale aufgeteilt. So wird zum Beispiel die körperliche Belastung am Arbeitsplatz als externe physische Anforderung gesehen und eine gute körperliche Kondition als interner physischer Schutzfaktor.

Die Bedeutung von Schutz- und Streßfaktoren ist vor dem Hintergrund eines Paradigmenwechsels im Gesundheitswesen zu sehen, indem sich ein Wandel von der **Gesundheitserziehung** hin zur Gesundheitsförderung vollzogen hat. Während bei der Gesundheitserziehung krankheitszentrierte Risikofaktoren im Mittelpunkt stehen, stellt die **Gesundheitsförderung** einen ganzheitlichen Ansatz dar, der die physische, psychische und soziale Ebene zur Erhaltung der Gesundheit miteinbezieht. In der Vergangenheit haben sich sogenannte **Risikovermeidungsstrategien** als wenig effizient erwiesen, so daß ganzheitliche Konzepte, die der systematischen Verringerung von Gesundheitsrisiken dienen, in den Vordergrund gerückt sind.

Von der Gesundheitserziehung zur Gesundheitsförderung

Ein wichtiger Aspekt der wissenschaftlichen Gesundheitskonzepte ist die Anordnung von Gesundheit und Krankheit auf einer Kontinuitätsebene. Dabei sind die verschiedenen Ebenen des physischen, psychischen und sozialen Erlebens von Krankheit und Gesundheit zu berücksichtigen, woraus sich individuell verschiedene **Gesundheits- und Krankheitszustände** ergeben (vgl. z. B. Spannungsfeld subjektiver und objektiver Gesundheitszustand).

Kontinuum Gesundheit – Krankheit

Darüberhinaus darf auch der zeitliche dynamische Aspekt nicht übersehen werden. Harmlose **Gesundheitsbeeinträchti-gungen** wie beispielsweise eine Grippe oder Erkältung bedingen nur eine temporäre Verschiebung auf dieser Kontinuitätsebene. Andere Gesundheitsstörungen, die über funktionelle Störungen oder Befindensstörungen sowie Verletzungen ohne Folgeerscheinungen hinausgehen, gravierende Beeinträchtigungen bei lebensbedrohlichen Erkrankungen und **bleibende Behinderungen** bewirken eine dauerhafte Verschiebung auf dem Gesundheits-Krankheits-Kontinuum. Der Zeitfaktor zeigt sich in diesem Modell auch, wenn man die mit dem Alter zunehmende Zahl von Erkrankungen und Krankheiten bedenkt.

Im Zusammenhang mit diesem Gesundheits-Krankheits-Modell muß der Begriff der Krankheit näher betrachtet werden. Die **Nosologie**, die Lehre von den Krankheiten, kennt über 50.000 verschiedene Krankheitseinheiten. Zahlreiche dieser Krankheiten, deren Diagnose auf der Zuordnung zu bestimmten Symptomen beruht, sind nicht streng gegeneinander abgrenzbar. Bei vielen stehen Ätiologie und Pathogenese nicht eindeutig fest, und häufig kann so auch die Therapie nur symptomatisch sein.

50.000 verschiedene Krankheiten

Weiterhin ist zu beachten, daß bei der nosologischen Krankheitsbetrachtung die Auswirkungen der jeweiligen Krankheit auf der **somatischen, der psychischen und der sozialen Ebene** nicht miterfaßt werden. Wenn man diese im Einzelfall sehr unterschiedlich ausgeprägten Folgeerscheinungen einer Krankheit miteinbezieht, wird deutlich, daß Krankheit ein ganz individuel-ler Zustand ist, der die gesamte Persönlichkeit eines Patienten miterfaßt. Dieser Konsequenz wird in der Medizin Rechnung getragen, wenn als **oberstes Therapieprinzip** gefordert wird, daß der Patient als Individuum bei der Behandlung einer Krankheit im Mittelpunkt stehen muß.

Individuum als Mittelpunkt der medizinischen Behandlung

Individuelle Lebensführung gesundheitsbestimmend

Biologische, soziale und ökologische Gesundheitsrisiken

Im Vergleich zur Nosologie läßt sich **Gesundheit** nicht in analoger Weise kategorisieren und klassifizieren. Dennoch kann sie individuell sehr verschieden erlebt werden. So ist zum Beispiel was die Bedeutung von Schutzfaktoren und Ressourcen betrifft, die individuelle Lebensführung, besonders auch die individuelle somatische, psychische und soziale Reaktion auf externe wie interne Schutz- oder Risikofaktoren letztlich gesundheitsbestimmend.

Die verschiedenen **Gesundheitsrisiken** lassen sich in biologische, soziale und ökologische Risiken einteilen, wobei die biologischen Risiken weiter in physische und psychische aufgeschlüsselt werden können (*Abb. 1*). Während bei den körperlichen Gesundheitsrisiken vor allem die **genetische Disposition** eine Rolle spielt, stehen bei den psychischen Risiken die anfälligen Persönlichkeitseigenschaften im Vordergrund. Unter den **Risikoverhaltensweisen** tauchen Rauchen, Alkoholmißbrauch, Fehlernährung, **Bewegungsmangel** und andere auf. Als soziales Risiko ist die Arbeit mit den Berufskrankheiten und Arbeitsunfällen anzusehen, aber auch die soziale Benachteiligung, die sich in **ökologischen** Risiken für die Gesundheit in den Lebensbereichen Ernährung, Wohnung, Haushalt und Freizeit ausdrücken kann.

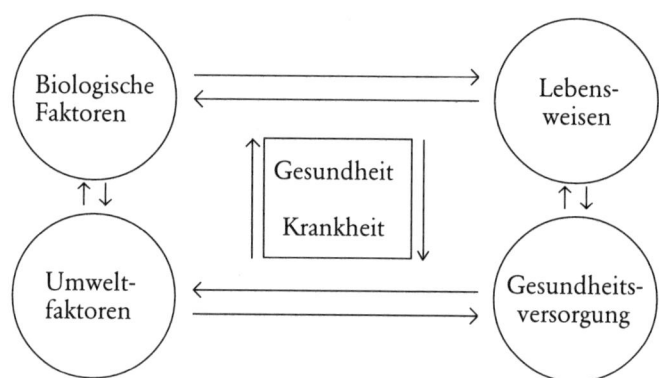

Abb. 1: Determinanten von Gesundheit und Krankheit.

Letztlich stellt auch die Gesundheitsversorgung von der medizinischen Betreuung bis hin zu den Entscheidungen der Leistungs- und Planungsträger im Gesundheitsbereich eine wesentliche Determinante des Gesundheits-/Krankheitsrisikos dar.

1.2 Epidemiologie

Überlegungen zur Gesundheit und zu Gesundheitsstörungen müssen sich an epidemiologischen Daten orientieren.

Das Bundesamt für Statistik hat in Form einer Bevölkerungsbefragung eine Untersuchung zum Thema Gesundheit durchgeführt und Zahlenmaterial vorgelegt, das eine Statistik aus dem Jahre 1993 über Behinderungen beinhaltet.

Es ergab sich folgendes Bild:
Im Monat Mai 1992 wurden 8,5 Millionen Erkrankungen registriert. Der Anteil von Kranken in den jeweiligen Altersgruppen steigt ab dem 3. Lebensjahrzehnt kontinuierlich an. Von den über 60jährigen geben etwa ¼ eine Erkrankung zum Zeitpunkt der Befragung an (*Abb. 2*).

Krankheiten nehmen im Alter kontinuierlich zu, Unfälle und Verletzungen sind im 3. Lebensjahrzehnt am häufigsten

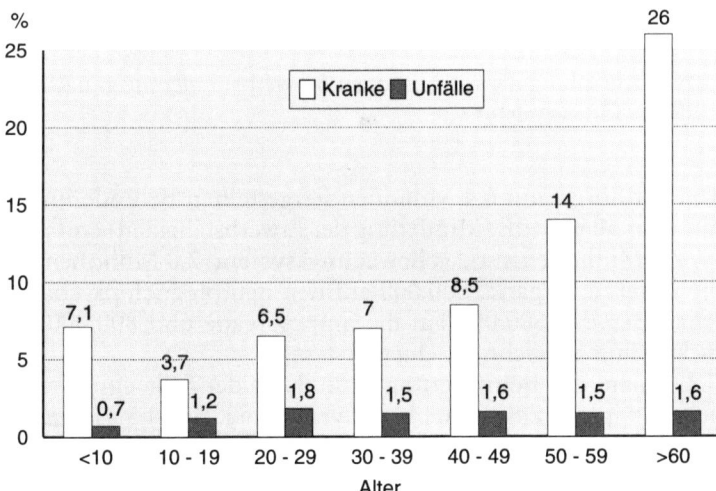

Abb. 2: Prozentualer Anteil von Erkrankungen und Unfällen in verschiedenen Altersgruppen.

Die Zahl der **Unfallverletzungen** wird für den Monat Mai 1992 mit 0,95 Millionen angegeben. Aufgeteilt nach Altersgruppen sieht man mit zunehmendem Lebensalter einen leichten Anstieg bis ins 3. Lebensjahrzehnt. In dieser Altergruppe hatten 1,8 % der Befragten im Befragungszeitraum eine Unfallverletzung erlitten. Mit zunehmendem Lebensalter bleibt dieser Anteil annähernd konstant bei 1,5-1,6 %.

Art und Schwere der vorliegenden Gesundheitsstörung können nach dieser Untersuchung nur vage definiert werden. In über

90 % gaben die Betroffenen an, wegen der Erkrankung in medizinischer Behandlung zu sein.

Der Anteil der stationären Behandlungen – bezogen auf die Gesamtzahl der Erkrankungen und Verletzungen – wurde mit etwa 10 % ermittelt.

Die **Schwerbehinderungen** erlauben eine Zuordnung nach Art der schwersten Behinderung (*Abb. 3*).

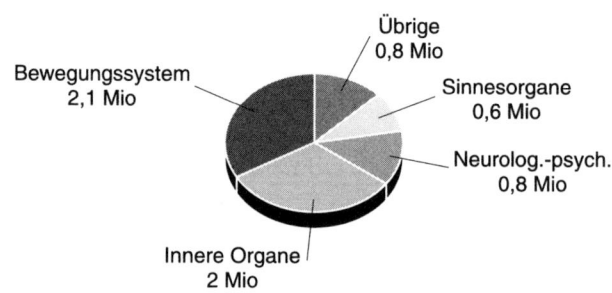

Abb. 3: Aufteilung der 6,4 Millionen Schwerbehinderungen nach betroffenen Organsystemen.

6,4 Millionen Schwerbehinderte

Von den insgesamt 6,4 Millionen festgestellten Behinderungen mit über 50 % MdE (Minderung der Erwerbsfähigkeit) entfallen ca. 2,1 Milllionen auf das **Bewegungssystem**, 2,0 Millionen auf die **inneren Organe**, 800.000 auf den neurologisch-psychiatrischen Bereich, 600.000 auf die Sinnesorgane und 800.000 auf nicht näher bezeichnete Organsysteme.

Schwerbehinderung nur in 2,8 % durch Unfall/Verletzung verursacht

Ursache der Behinderung ist in 83 % der Fälle eine Krankheit und in nur 2,8 % eine Unfallverletzung. Bei 4,5 % handelt es sich um eine angeborene Behinderung, bei 4,2 % ist die Behinderung im Kriegs-/Wehrdienst entstanden.

Eine Analyse der in Deutschland vorkommenden Unfallverletzungen, basierend auf Repräsentativerhebungen, ist von der Bundesanstalt für Arbeitsschutz vorgelegt worden.

Danach ist für das Jahr 1990 von insgesamt 6,5 Millionen Unfallverletzungen auszugehen. 3,5 Millionen sind **Heim-/Freizeitunfälle** und **Sport-/Spielunfälle**, letztere werden dabei mit 1,4 Millionen veranschlagt. **Arbeitsunfälle** belaufen sich auf 2,5 Millionen, **Verkehrsunfälle** mit Personenschäden auf 500.000 (*Abb. 4*). Bei Einbeziehung der neuen Bundesländer sind diese Zahlen nach oben zu korrigieren, so daß die Zahl der Heim-,

4,5 Milllionen Heim- und Freizeitunfälle pro Jahr

Freizeit- und Sportunfälle mit ca. 4,5 Millionen angesetzt wird. Der Schweregrad der Unfälle läßt sich am Anteil der notwendigen **stationären Behandlungen** ablesen. So ist bei Verkehrsun-

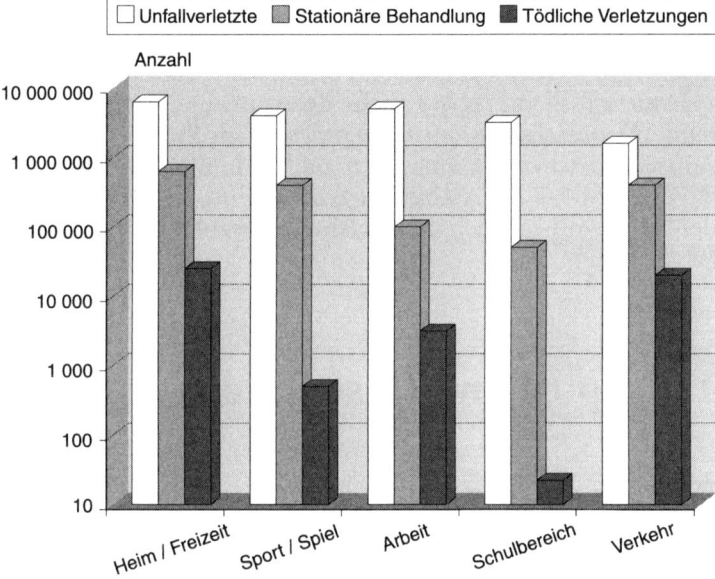

Abb. 4: Unfälle mit Anteil an stationären Behandlungen und tödlichen Verletzungen in verschiedenen Risikobereichen.

fällen in 30 % eine stationäre Behandlung erforderlich, bei Arbeitsunfällen nur in ca. 2,5 % und bei den Heim-, Freizeit- und Sportunfällen in knapp 10 % (*Abb. 4*).

Nach Angaben des HUK-Verbandes liegt die Zahl der Todesfälle in den jeweiligen Unfallbereichen bei ca. 10.000 für den Verkehr, 2.500 für den Bereich Arbeit und Schule und 12.000 für den Bereich Heim und Freizeit, wobei auf Sport/Spiel etwa nur einige Hundert entfallen.

Verkehrsunfälle mit höchstem Todesfallrisiko

In den vorliegenden Untersuchungen wird der Anteil von **Sportunfällen**, die zu den Heim- und Freizeitunfällen gerechnet werden, mit etwa knapp 30 % angegeben, der von Spielunfällen mit 10 %.

Bei vorsichtiger Schätzung kann man so von etwa 1,5 Millionen Sportunfallverletzten pro Jahr ausgehen. Legt man das Kriterium der ärztlichen Behandlungsnotwendigkeit zugrunde, ist pro Jahr mit etwa einer Million Sportverletzten im Vereins- und Freizeitsport zu rechnen.

Als Gradmesser für die Beurteilung der Schwere von Sportunfällen kann neben dem Anteil notwendiger Krankenhausbehandlungen von etwa 10 % noch ein anderer Aspekt dienen.

Derzeit sind in Deutschland 6,4 Millionen Menschen mit einer schweren Behinderung registriert. Bei 2,1 Millionen ist das Bewegungssystem betroffen. Der **Sportunfall** spielt als Ursache

Sportunfall selten Ursache einer Schwerbehinderung

dieser Behinderungen insofern nur eine untergeordnete Rolle, als lediglich 3 % aller Behinderungen auf einen Unfall und weniger als 1 % speziell auf einen Sportunfall zurückzuführen sind.

Sportliche Belastung und Dauerschäden

Inwieweit allerdings **sportliche Belastung** und daraus resultierende **Dauerschäden** am Bewegungssystem für die große Anzahl chronischer Erkrankungen und Behinderungen des Bewegungssystems als ursächlich anzusehen sind, läßt sich aufgrund der bisher vorliegenden Untersuchungen zahlenmäßig nicht erfassen.

1.3 Sport und Gesundheit

Zunehmende Inzidenz von Sportunfällen

Der Anteil der Sportunfallverletzungen am Gesamtunfallaufkommen liegt, wie verschiedene Untersuchungen zeigen, bei etwa 25-30 %. Dies ist im historischen Vergleich ein sehr hoher Anteil. So werden beispielsweise in einer Statistik aus dem Jahre 1912 unter 21.000 Unfällen lediglich 220 Sportunfälle – also etwa 1 % – angegeben. Schon damals wurde die Sportverletzung als leichtere Verletzung bewertet und der Anteil von **bleibenden Schäden** nach Sportverletzungen auf nur 5 % veranschlagt.

Die **Wechselbeziehung von Sport und Gesundheit** ist nicht erst ein Thema unserer Tage. Schon früh wurden den gesundheitsschädigenden Auswirkungen des Sports gesundheitsfördernde gegenübergestellt, wobei der Sport sogar als „Volksgesundheitsfaktor allerersten Ranges" eingestuft wurde. Auch wurde Sport im Sinne der **Gesundheitsförderung** bereits Anfang des Jahrhunderts eingesetzt, indem anerkannte Orthopäden **Sonderturnkurse** vor allem für sogenannte Rückenschwächlinge einrichteten.

Sport = „Volksgesundheitsfaktor allerersten Ranges"

In Definitionen des Sports, die aus dieser Zeit stammen, wird die Beziehung zur Gesundheit deutlich. So wird der Sport bezeichnet als *„freiwillige, aus innerem Drang heraus geborene, nicht auf Erwerb gestellte, höchstmögliche körperliche, systematische Betätigung"* und *„die Betätigung des in jedem gesunden Menschen liegenden Dranges zur Ausarbeitung möglichst des ganzen Körpers, wenn irgend angängig in freier Luft, im Sonnenschein, unter Überwindung selbstgestellter Hindernisse, dann im selbständigen freiwilligen Antrieb zum Wettspiel, schließlich im Ringen um die Meisterschaft, das ist Sport. Da wir dazu nur imstande sind im Vollbesitz unserer körperlichen und geistigen Gesundheit, so wird der Sport indirekt, nicht immer bewußt gewollt, aber unerläßlich und sicher zum Erhalter, oft erst zum Bildner unserer Gesundheit".*

Damit wird vor allem das sogenannte **Gesundheitsbewußtsein** angesprochen. Zurückhaltender im Bezug auf die Gesundheit definiert 1914 der Chirurg VON SAAR den Sport *„als Wettstreit auf dem Gebiete der Bewegung, wobei die beiden Momente als einmal die Bewegung des Körpers oder einiger seiner Teile vom Ort oder am Ort, für sich oder mit Hilfsmitteln bestimmt werden, so wie das Bestreben in der Ausführung dieser Bewegungen etwas Besonderes zu leisten, sei es in Bezug auf diese Bewegung, sei es in Bezug auf andere Sporttreibende, als Wettstreit bezeichnet wird".*

„Sport als Wettstreit auf dem Gebiete der Bewegung"

Wie der Philosoph ORTEGA Y GASSET schon feststellte, daß *„Sport kein Spaß sondern Anstrengung sei und damit der Bruder der Arbeit"*, lassen sich im Verhältnis von Sport und Gesundheit weitere Parallelen zur Arbeit finden.

Die **Arbeit als Gesundheitsrisiko** wird mit Arbeitsunfällen und **Berufskrankheiten** sowie den Dauerschäden nach Unfällen begründet. Zu den Risiken zählen weiter psychische Belastung und der **Leistungsdruck**. Andererseits wird die Arbeit in der Gesundheitswissenschaft auch zu den Gesundheitsressourcen gerechnet, indem sie als **grundlegendes soziales Bedürfnis** definiert und ihre Bedeutung für das körperliche, physische und soziale Wohlbefinden betont wird.

Vergleich Sport und Arbeit

Eine ähnlich ambivalente Rolle kann auch dem Sport zugeschrieben werden. Auf der einen Seite ein **Risikopotential**, das sich in einer hohen Anzahl von Unfällen niederschlägt, aber auch in der **psychischen Belastung**, besonders im Leistungs- und Hochleistungssport, zu sehen ist und so zu physischer und psychischer Beeinträchtigung führen kann. Bei Vorliegen weiterer biologischer Risiken, insbesondere bei anlagebedingten Minder- oder Fehlentwicklungen am Bewegungssystem, kann der Sport als nicht angepaßte körperliche Belastung zu einem Dauerschaden führen.

Sport als Risiko

Demgegenüber wird körperliche Betätigung und damit der Sport als wichtige therapeutische Begleitmaßnahme bei vielen Erkrankungen eingesetzt und damit der gesundheitsfördernde wie auch der krankheitsheilende Effekt herausgestellt. Dies gilt sowohl für **physische Gesundheitsstörungen**, speziell sogenannte Wohlstandskrankheiten, als auch für **psychische Beeinträchtigungen**, die in Form von eigenständigen Erkrankungen oder auch als begleitende psychische Komponente bei anderen somatischen Erkrankungen auftreten können.

Sport bei physischen und psychischen Beeinträchtigungen

In vielen Klassifikationen und Scores, die in der Orthopädie angewendet und mit denen Erkrankungen des Bewegungssystems bewertet werden, ist die körperliche **Funktions- und Leistungsfähigkeit** ein wichtiger Parameter. Dieser kann aber durch körperliches Training trotz Weiterbestehen der Grunderkrankung positiv beeinflußt werden. Darüberhinaus spielt der **psychisch-subjektive Bereich** in jedem Score eine wichtige Rolle, so daß auch hierüber durch Sport und körperliche Betätigung der Ge-

Funktion und Leistungsfähigkeit in der Bewertung von Krankheiten

Körperliche Leistungsfähigkeit als Gradmesser orthopädischer Krankheitsbilder

samtausprägungsgrad einer Erkrankung positiv verändert werden kann.

Will man das **Gesundheitsrisiko**, das vom Sport ausgeht, abwägen, muß der Hochleistungs- und Leistungssport getrennt vom Freizeit- und Breitensport betrachtet werden. Ebenso ist der **Gesundheitssport** im Hinblick auf seine vielfältigen Anwendungsmöglichkeiten zu differenzieren. So werden hier der Präventivsport, die Sporttherapie, die Bewegungstherapie und der Rehabilitationssport unterschieden, aber auch Behinderten- sowie Breiten- und Freizeitsport zählen dazu, wenn sie mit dem Ziel der Gesundheit betrieben werden.

1.4 Sportverletzungen

Definition der Sportverletzungen

Die Sportverletzung wird in Abgrenzung zum Sportschaden als Ereignis definiert, bei dem es durch eine **äußere oder innere Krafteinwirkung** zu einer **im zeitlichen Zusammenhang** dazu stehenden Verletzung kommt. Demgegenüber entwickelt sich der Sportschaden aus einer chronischen Überlastung oder resultiert als bleibender Schaden aus einer nicht ausgeheilten Verletzung (*Tab. 2*).

Tab. 2: Sportverletzung – Sportschaden.

	Sportverletzung	Sportschaden
Ursache	Unfall momentane Überlastung	chronische Überlastung bleibender Schaden nach Verletzung
Verlauf und Beschwerden	Sofortschmerz Abbruch der Sport- aktivität	unterschwelliger Schmerz eingeschränkte Belastbarkeit
Symptomatik und Therapie	akut (Notfall) meist medizinische Behandlung	chronisch vielfach Selbstbehandlung
Prognose	vollständige Wiederherstellung oder Dauerschäden	funktionelle Wiederherstellung oder Dauerschäden

Während bei der Verletzung meist der **Sofortschmerz** zu einem sofortigen Abbruch der Sportausübung zwingt, besteht beim Sportschaden eher ein unterschwelliger Schmerz oder die Beschwerden und Symptome treten erst nach der Belastung auf.

Als Ursache gelten rezidivierende **Mikroverletzungen**, wobei „Mikro" sich nicht unbedingt auf die Größe der verletzten Struktur bezieht. Gerade am hyalinen Gelenkknorpel beispielsweise, der keine Nervenfasern führt, bleiben auch großflächige Verletzungen zunächst unerkannt und somit wird oftmals die Verletzung als eigentliche Ursache einer Gelenkschädigung übersehen. Hinzu kommt, daß bei den chronisch und unterschwellig verlaufenden Sportschäden nicht wie bei den akuten Sportverletzungen eine sofortige medizinische Behandlung eingeleitet wird, sondern vielfach eine **Selbstbehandlung** erfolgt. Dadurch mag zwar in vielen Fällen eine **funktionelle Wiederherstellung** herbeigeführt werden, aber gerade bei den Gelenkschäden entwickeln sich irreversible **strukturelle Schäden**, die ebenso wie die nicht ausgeheilten primär strukturellen Schädigungen bei einer Verletzung zu einem Dauerschaden führen.

Sportschaden und Mikrotrauma

Desweiteren gibt es eine ganze Reihe von Schäden, insbesondere im Kapsel-, Band- und Sehnenbereich, bei denen durch **Überlastung** Strukturveränderungen ausgelöst werden, deren Ausmaß nur mikroskopisch zu entdecken ist. Sie sind oftmals Folge rezidivierender Mikrotraumata. Solche Schäden werden auch als **Überlastungsschäden** oder **endogene Verletzungen** bezeichnet.

Endogene Verletzungen

Verglichen mit den Spätschäden, die nach exogenen Sportverletzungen auftreten, irreversibel sind und zu einer mehr oder weniger starken Behinderung führen, werden Überlastungsschäden in der Regel gut kompensiert. So wird man bei der häufig vorkommenden **Epicondylitis radialis**, dem Tennisellenbogen, nicht von einem irreversiblen Schaden des Ellenbogens sprechen können, auch wenn nach völliger Abheilung noch histologische Veränderungen und somit strukturelle Schäden wie Degeneration und Narbenbildung verbleiben (siehe Kap. 5.7).

Im Zusammenhang mit Sportverletzungen und Sportschäden darf die **altersabhängige Gewebsdegeneration** nicht unerwähnt bleiben. Wir finden sie bei allen Arten von Geweben des Bewegungssystems. Diese Veränderungen lassen sich schon in einem Alter nachweisen, in dem noch Leistungs- und Hochleistungssport betrieben wird, und sie gelten bei einigen Verletzungen, z. B. der **Achillessehnenruptur**, als eigentlich verletzungsauslösende Ursache (siehe Kap. 5.4).

Degenerative altersabhängige Veränderungen

Histologisch gesehen lassen sich Verletzungsfolgen einem stattgefundenen Trauma meist nicht mehr zuordnen. So zeigen bereits wenige Monate nach einer **Meniskusverletzung** die Meniskusstrukturen so ausgeprägte degenerative Veränderungen, daß histologisch kein Unterschied mehr zwischen einer **altersabhängigen** und einer **verletzungsbedingten Degeneration** festgestellt werden kann.

Der Meniskus kann aber auch durch chronische Überlastung geschädigt werden. Solche Schäden werden als **Berufskrankheit**

Überlastungsschäden als Berufskrankheit anerkannt

anerkannt, zum Beispiel bei Arbeitern im Bergbau, die überwiegend in hockender oder kniender Stellung arbeiten müssen. Chronische Schäden ähnlicher Art, bedingt durch rezidivierende Mikrotraumata oder chronische Überlastung, sind **auch bei bestimmten Sportarten** wie im Fußball zu sehen, wobei deren Anerkennung als Berufskrankheit zumindest bei Profispielern vielfach gefordert wird.

Die Entstehung von Sportverletzungen wird von zahlreichen endogenen und exogenen Faktoren begünstigt (*Tab. 3*).

Tab. 3: Risikofaktoren bei Sportverletzungen.

exogene Faktoren	endogene Faktoren
– Sportart	– Alter
– Ausrüstung	– Kondition
– Sportstätte	– Motivation
– Wetter	– Allgemeinbefinden
– Organisation	– Medikamenteneinfluß
– Gegner	– Vorschäden
	– Normvarianten des Bewegungssystems

Alter als wichtiger endogener Risikofaktor bei Sportverletzungen

Die Bedeutung des **Alters** als wichtiger **endogener Risikofaktor** darf nicht unterschätzt werden. Typische Sportverletzungen zeigen in verschiedenen Altersgruppen deutliche Unterschiede in der Häufigkeitsverteilung, was mit der altersabhängigen Gewebsdegeneration im Zusammenhang gebracht wird (*Abb. 5*).

Muskel- und Sehnenverletzungen am häufigsten bei über 30jährigen

So treten **Verletzungen an Muskeln und Sehnen** in der Gruppe der über 30jährigen besonders häufig auf. Ihr Anteil beträgt hier 40 % aller Verletzungen gegenüber nur 20 % und weniger in den jüngeren Altersgruppen.

Distorsionen am häufigsten in der 2. und 3. Lebensdekade

Distorsionen sind demgegenüber bei 10-20jährigen am häufigsten. Sie haben in dieser Altersgruppe einen Anteil von annähernd 20 %. Mit zunehmendem Alter nimmt dieser jedoch kontinuierlich ab und beträgt bei den über 50jährigen nur noch etwa 10 %.

Frakturen am häufigsten bei Kindern und bei über 60jährigen

Die Häufigkeitsverteilung der **Frakturen** in den verschiedenen Altersgruppen weist einen zweigipfeligen Verlauf auf. Gehäuft treten Frakturen zunächst bei Kindern bis zu 10 Jahren auf. Sie machen in dieser Altersgruppe bis zu 30 % aller Verletzungen aus. Mit zunehmendem Alter sinkt ihr Anteil auf unter 10 % ab. Ab dem 50. Lebensjahr zeigt sich erneut ein deutlicher Anstieg und bei den über 60jährigen liegt der Anteil im Gesamtverletzungsspektrum wieder bei 30 %.

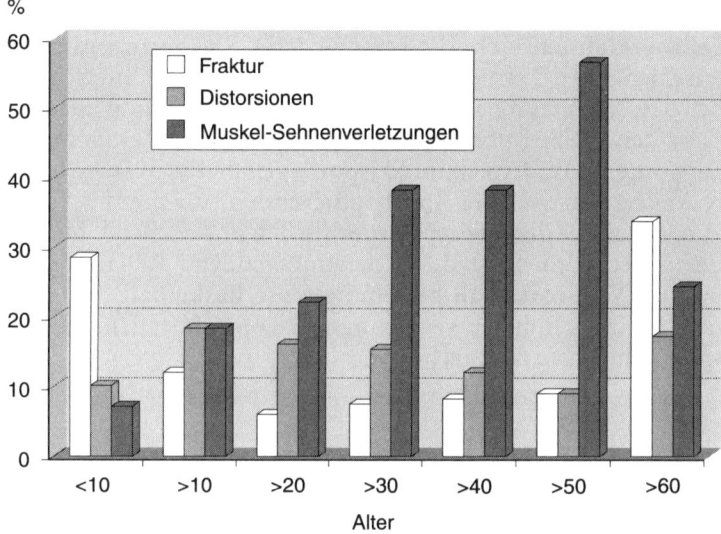

Abb. 5: Sportverletzungen in verschiedenen Altersgruppen.

Viele Besonderheiten dieser Häufigkeitsverteilung sind durch **typische, vom Alter abhängige Beschaffenheit** des betroffenen Gewebes verursacht und gehen mit einer verminderten **mechanischen Belastbarkeit** einher. So weist der kindliche Knochen ebenso wie der Knochen des alternden Menschen eine strukturell-morphologisch bedingte geringere mechanische Festigkeit auf, was die typische Häufung von Frakturen erklärt. Auch an anderen Geweben treten solche strukturellen Schäden altersabhängig auf. Beim Sehnengewebe findet man schon bei 30jährigen häufig degenerative Veränderungen, die die Reißfestigkeit der Sehne deutlich herabsetzen. Dies liefert auch eine Erklärung für die in dieser Altersgruppe zunehmenden Sehnenrupturen, besonders der **Achillessehne**.

Zu den **exogenen Risikofaktoren** zählen in erster Linie die Sportart und das Leistungsniveau. Nach Untersuchungen, die sich auf Erhebungen im **Vereinssports** stützen, entfallen 70 % aller Unfälle auf die Ballsportarten Fußball, Handball, Volleyball und Basketball. Beim **Freizeitsport** steht Fußball an der Spitze mit knapp 20 %, gefolgt von Alpinski sowie anderen Sportarten wie Jogging, Tennis, Squash, Reiten, Eislaufen, Schwimmen, Volleyball und Skateboard. Diese Auflistung basiert auf absoluten Unfallzahlen, die Teilnehmerzahlen in den jeweiligen Sportarten oder Spiel- und Trainingsdauer und andere Expositionszeiten sind hierbei nicht berücksichtigt. Sie erlauben somit auch keinen Vergleich **sportartspezifischer Verletzungsrisiken**. Mit einigen Einschränkungen werden solche Vergleiche

Knochenfestigkeit ist altersabhängig

Degenerative Sehnenveränderungen schon bei 30jährigen

Risikofaktor Sportart und Leistungsniveau

Höchste Unfallrate beim Fußball

Sportartspezifisches Verletzungsrisiko

möglich, wenn man zumindest die Expositionszeiten angleicht. Dann zeichnen sich für verschiedene Sportarten mit unterschiedlichen Leistungsniveau ganz erhebliche Unterschiede bei den **Verletzungsinzidenzen** ab (*Abb. 6*). Nimmt man als Basis den Freizeitsport **Schwimmen** mit der niedrigsten Verletzungsrate, so findet sich im **Skisport** eine um das 50fache höhere Verletzungsrate. Bei **Sportstudierenden**, für die die Verletzungsraten während der sportspezifischen praktischen Übungen berechnet wurden, ist die Verletzungsinzidenz 100fach höher und im **Vereinsfußball** beziehungsweise **Basketball** ist mit einem 1000fach höheren Verletzungsrisiko gegenüber dem Freizeitsport Schwimmen zu rechnen.

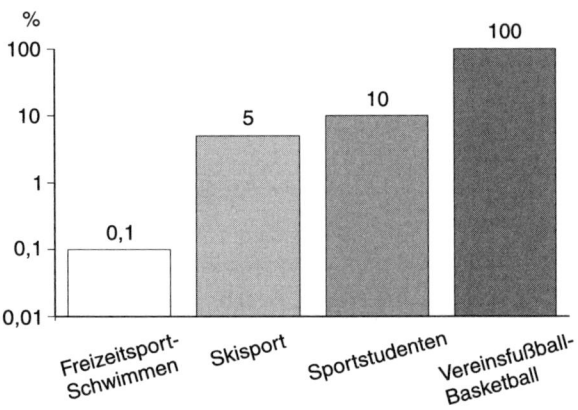

Abb. 6: Relative Verletzungsinzidenzen bei vergleichbaren Expositionszeiten – Einfluß von Sportart und Leistungsniveau.

Kontusionen und Distorsionen häufigste Verletzungen

Sportartspezifische Besonderheiten zeigen sich überdies auch beim **Verletzungsmuster**, das je nach Sportart unterschiedlich ausfällt (*Abb. 7*).

Aus vielen Untersuchung geht hervor, daß **Kontusionen und Distorsionen** etwa 1/3 aller Verletzungen im Sport stellen. Danach kommen **Frakturen/Luxationen** und **Muskel-, Sehnen- und Bandverletzungen**, die jeweils etwas mehr als ¼ ausmachen. Der Rest verteilt sich auf Weichteilverletzungen, Zahnverletzungen, ZNS-Verletzungen und sonstige.

Der Schweregrad einer Verletzung läßt sich unter anderem nach der Invalidität, d. h. dem Ausmaß einer bleibenden Behinderung abschätzen. Bei Sportunfällen liegt die **Invaliditätsrate** unter 1 %. Bezieht man die Invaliditätsrate auf die Zahl der Unfälle in den jeweiligen Sportarten, so weisen beispielsweise **Reit- und Skisport** ein überdurchschnittliches Invaliditätsrisiko auf.

Verletzungen beim Reitsport mit überdurchschnittlichem Invaliditätsrisiko

Sportverletzungen

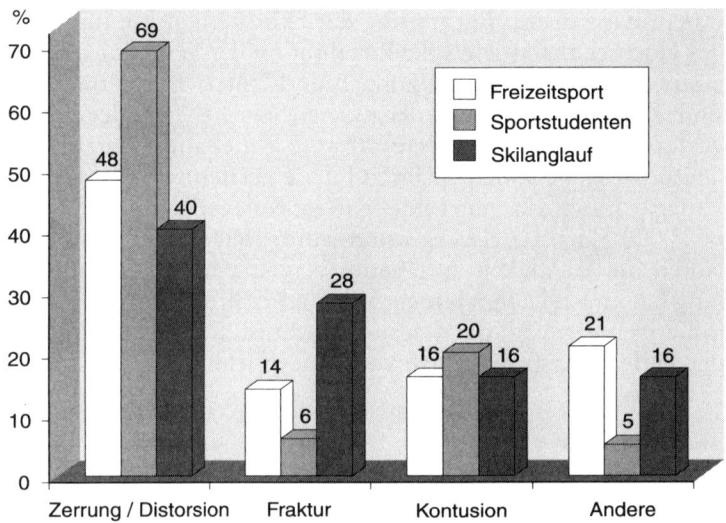

Abb. 7: Verletzungsmuster im Freizeitsport, bei Sportstudierenden und beim Skilanglauf.

Die zeitabhängige Darstellung von Verletzungen macht Trends und Entwicklungen deutlich und ist daher von besonderer Bedeutung, wenn es beispielsweise um die Bewertung von **Präventionsmaßnahmen** geht.

Ein gutes Beispiel hierfür ist die Analyse von **Skiverletzungen**, bei der die Anzahl von Skifahrertagen pro Verletzung von 1973 bis 1989 berechnet wurde (*Abb. 8*). Während vor 20 Jahren noch der Unterschenkel und das Sprunggelenk am meisten betroffen

Abnahme von Sprunggelenks- und Unterschenkelverletzungen – Zunahme von Kniebandverletzungen im alpinen Skisport

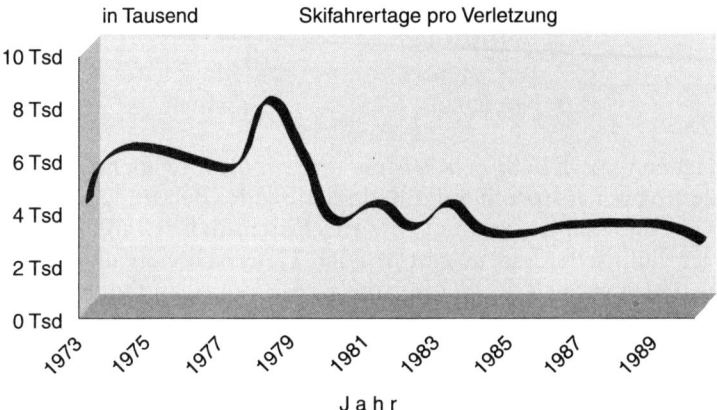

Abb. 8: Trend bei schweren Bänderverletzungen des Kniegelenks im alpinen Skisport 1973-1989.

waren, hat sich mit Einführung der Skisicherheitsbindung und des Hochschaftskistiefels die Lokalisation der Verletzungen verlagert. Sprunggelenksverletzungen und Unterschenkelfrakturen sind seltener geworden, auf der anderen Seite haben **Kniegelenksverletzungen**, insbesondere schwere Kniebandverletzungen, deutlich zugenommen. Während in den ersten sechs Jahren des Untersuchungszeitraums eine schwere Knieverletzung auf 5.000 bis 8.000 Skifahrertage registriert wurde, hat sich in den Folgejahren die Häufigkeit annähernd vervierfacht. Diese Entwicklung hat in den letzten Jahren Anlaß zu zahlreichen Forschungsinitiativen gegeben, die sich mit den Entstehungsursachen und der **Verletzungsprophylaxe** von Knieverletzungen im Skisport beschäftigen.

1.5 Sportschäden – Überlastungsschäden am Bewegungssystem

Sportschäden schwer zu erfassen

Die durch den Sport verursachten Schäden am Bewegungssystem sind zahlenmäßig schwer zu erfassen. Es gibt viele andere Faktoren, die ebenfalls zu Schäden am Bewegungssystem und anderen Organsystemen führen können (siehe auch *Tab. 2*). Zusätzlich muß von einer altersabhängigen **Gewebsdegenerationen** und **Gewebsschwächung** ausgegangen werden, so daß die Bedeutung einzelner Faktoren nicht mehr sicher abgegrenzt werden kann.

An folgenden Teilen des Bewegungssystems können sogenannte Überlastungsschäden auftreten:

> 1. Gelenke
> 2. Wirbelsäule   4. Muskulatur
> 3. Knochen   5. Sehnen

Meniskusschaden mit Sekundärarthrose als Spätfolge eines Sportschadens

Sekundäre Knorpelschäden häufig am Kniegelenk

Neben typischen **Sportschäden**, die sich ohne bleibende Behinderung bei entsprechender Reduzierung der Belastung vollständig zurückbilden können, wie die **Epicondylitis radialis** oder der Tennisellenbogen, gibt es auch **Dauerschäden** mit potentiell bleibender Behinderung, die als Sehnenreizzustände an stärker belasteten Sehnen wie der Achillessehne auftreten oder als Meniskusschäden, die eine Sekundärarthrose des Kniegelenks nach sich ziehen können.

Besonders am Kniegelenk treten viele **sekundäre Knorpelschäden** auf. Als Ursache werden wiederholte Mikrotraumen mit „unterschwelligen Knorpelkontusionen" verantwortlich gemacht. Bei übermäßiger Laufbelastung kommt es häufig zu

Knorpelschäden mit typischen Symptomen am Kniegelenk. In wie vielen Fällen und unter welchen Bedingungen sich daraus später ein **Arthrose** entwickelt, ist nicht bekannt.

Auch nach **Bandverletzungen** muß mit bleibenden Schäden gerechnet werden, da selbst nach operativer Rekonstruktion zunächst nur eine narbige Ausheilung stattfindet, was bei der weiteren Belastung des Gelenkes nicht immer berücksichtigt wird. Sowohl am Kniegelenk als auch am Sprunggelenk ist bei unzureichender Stabilisierung nach Bandverletzungen mit einer hohen Rate von Spätschäden in Form einer Arthrose zu rechnen.

Bleibende Gelenkinstabilität nach Bandverletzung möglich

Schäden an der **Wirbelsäule** von Kindern und Jugendlichen, die im Zusammenhang mit Überlastungen im Sport gebracht werden, haben in den letzten Jahren zunehmend auch ein öffentliches Interesse gefunden. Bei diesen Schäden handelt es sich im wesentlichen um sogenannte juvenile **Osteochondrosen**, die als Wachstumsstörungen an den Wirbelkörpern zu mehr oder weniger ausgeprägten Formveränderungen bis hin zu schwerer Deformierung führen können und an der Wirbelsäule bleibende Fehlstellungen wie Skoliosen oder typische Kyphosen verursachen (*Abb. 9*). Daneben kommt es auch zu **Spondylolysen**, das sind Spaltbildungen in den Wirbelkörpern, aus denen sich ein späteres Wirbelgleiten entwickeln kann.

Sportbedingte Überlastungsschäden der Wirbelsäule im Wachstumsalter: juvenile Osteochondrose und Spondylose

Von verschiedenen Autoren wird speziell bei jugendlichen **LeistungsturnerInnen** im Vergleich zur Normalbevölkerung eine gewisse Häufung solcher pathologischer Befunde in Röntgen-

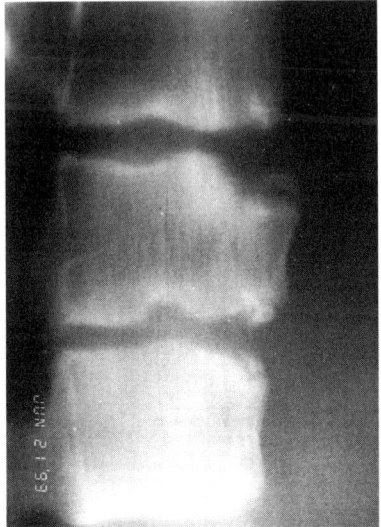

Abb. 9: Röntgenbefund an der Wirbelsäule eines 12jährigen Mädchens ohne sportliche Belastung: keilförmige Wirbelbögendeformierung und knotenförmige Deckplattenimpression (= juvenile Osteochondrose).

untersuchungen der Wirbelsäule gesehen. In diesem Zusammenhang ist jedoch darauf hinzuweisen, daß auch in der **Normalbevölkerung** mit einem hohen Anteil dieser röntgenmorphologischen Veränderungen zu rechnen ist (*Abb. 10*). Hinzu kommt, daß diese Befunde in großen Kollektiven erhoben wurden, während beim Leistungsturnen in der Regel nur eine kleine Gruppe untersucht wurde, d. h., daß hier eine Verfälschung durch **Selektion** nicht auszuschließen ist. Darüberhinaus bleibt festzuhalten, daß zwischen solchen röntgenmorphologischen Veränderungen und klinisch **manifesten Krankheiten** speziell bei dieser Art von Veränderungen keine sichere Korrelation besteht. Das Röntgenbild liefert sozusagen einen Summationseffekt von reaktiven Knochenveränderungen, die als Anpassungsvorgänge gedeutet werden können, wie sie auch an anderen Knochenabschnitten bei verstärkter Belastung zu beobachten sind.

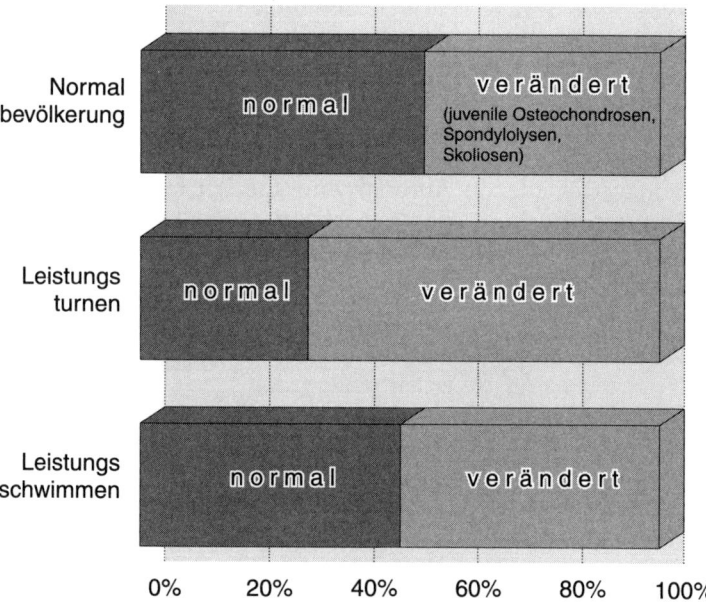

Abb. 10: Normalbefunde und Normabweichungen in Röntgenuntersuchungen der Wirbelsäule im Wachstumsalter.

Mit welchem Anteil sich daraus bleibende Schäden entwickeln, die in späteren Lebensjahren orthopädisch-relevante Krankheitsbilder darstellen und Folgeschäden wie Bandscheibenvorfälle u. a. nach sich ziehen, ist nicht bekannt.

Typischer Überlastungsschaden des Knochens: die Streßfraktur

Ein typischer Überlastungsschaden des Knochens ist die **Streßfraktur**. Sie tritt meist an den Mittelfußknochen, aber auch an der Fibula und Tibia auf, seltener an den oberen Extremitäten. Ursache ist eine chronische Überlastung, die zu einem allmählichen Knochenumbau führt, der schließlich in einer Fraktur endet.

Weitere Knochenschäden, die mit Sport in Zusammenhang gebracht werden, sind sogenannte **juvenile Osteochondrosen** an den Insertionen der Quadricepssehne und der Patellarsehne sowie die **Osteochondrosis dissecans** des Jugendlichen und des jungen Erwachsenen, die an Ellenbogen, Sprung- und Kniegelenk auftreten und bei denen die sportliche Belastung zumindest als Mitursache gilt. Es handelt sich dabei um Veränderungen an Knorpel/Knochenzonen, die mit Störung der normalen Verknöcherung von knorpeligen Wachstumskernen einhergehen oder, wie im Falle der Osteochondrosis dissecans, den hyali-nen Gelenkknorpel betreffen und hier schwere Defekte herbeiführen können.

Überlastungsschaden des Gelenkes: die Osteochondrosis dissecans

Bei den **Muskelverletzungen**, die etwa 10 % aller Sportverletzungen ausmachen, wird oft übersehen, daß die Ausheilung häufig in Form einer Narbe und damit eines – wenn auch räumlich begrenzten – Defektzustandes erfolgt. Dies führt insofern zu einer Beeinträchtigung der Muskelfunktion, weil durch die Narbenbildung die **Gesamtelastizität** des Muskels abnimmt. Da die Elastizität und Dehnbarkeit eine wichtige Eigenschaft des Muskels ist, die bei der Entstehung von Muskelverletzung eine bedeutende Rolle spielt, wird somit das Auftreten von Folgeverletzungen oder Rezidiven begünstigt.

Narbig ausgeheilte Muskelverletzungen begünstigen das Entstehen weiterer Muskelverletzungen

Bei Muskelverletzungen kommen weitere Komplikationen vor. So kann bei Vorliegen eines Hämatoms an der Verletzungsstelle eine Verknöcherung der Muskulatur, eine **Myositis ossificans**, entstehen. Diese führt zwar nicht immer zu einer funktionellen Beeinträchtigung, bildet sich aber in der Regel von selbst nicht mehr zurück.

Zu den häufigsten Überlastungsschäden im Sport zählen die **Insertionstendopathien**. Typische Beispiele sind am Ellenbogen der „Tennisellenbogen" oder am Knie das „Springerknie". Diese Bezeichnungen weisen darauf hin, daß Lokalisation und Häufigkeit in hohem Maße von der betriebenen Sportart abhängen.

Generell ist eine **zahlenmäßige Erfassung von Sportschäden** oder Überlastungsschäden kaum möglich. Dies liegt einmal daran, daß viele dieser Überlastungsschäden unterschwellig chronisch verlaufen und auf Grund ihrer geringen Beeinträchtigung bagatellisiert werden und somit vielfach einer medizinischen Behandlung entgehen. Entsprechend dürftig fallen die statistischen Angaben zu diesem Thema in der Literatur aus.

Zahlenmäßige Erfassung von Sportschäden nur eingeschränkt möglich

Im **Vereinsfußballsport** soll jeder Vierte von Sportschäden oder Überlastungssyndromen betroffen sein.

Viele **TennisspielerInnen** beklagen typische Überlastungsschäden wie „Epicondylitis", „Chondromalazie", „Achillodynie" und „Lumbalsyndrom", wobei über 1/3 aller TennisspielerInnen

Insertionstendopathie „Epicondylitis": über 1/3 aller Tennisspieler betroffen

zumindest zeitweise unter einem „Tennisellenbogen" zu leiden haben.

Im **Basketball** geben über 1/3 der Spieler Sprunggelenksbeschwerden an, die auf Überlastungsschäden mit bereits beginnenden Arthrosen zurückgeführt werden, in einem ähnlich hohem Anteil treten belastungsabhängige Patellaspitzensyndrome und Reizzustände der Patellarsehne am unteren Patellapol auf.

Diese Zahlen können nur eine vage Vorstellung von der Häufigkeit von **Sportschäden** vermitteln. Man wird davon ausgehen können, daß sie in einer ähnlichen Größenordnung wie bei den **Sportverletzungen** liegt.

1.6 Überprüfungsfragen zu Kap. 1

1. Welchen Bereichen lassen sich die Determinanten von Krankheit und Gesundheit zuordnen?
2. Auf welchen drei Ebenen wirken sich Krankheiten auf den Menschen aus?
3. Nennen Sie bitte vier persönliche Risikoverhaltensweisen.
4. Schätzen Sie die Anzahl der in Deutschland registrierten Schwerbehinderungen, die auf das Bewegungssystem entfallen.
5. Mit wieviel Sportverletzungen rechnet man in Deutschland etwa pro Jahr?
6. In welchem Unfallbereich ist der Anteil tödlicher Verletzungen am höchsten?
7. Welche Formen des Gesundheitssports gibt es?
8. Welche Rolle spielt die altersabhängige Gewebsdegeneration bei der Entstehung von Sportverletzungen?
9. Welche Verletzungsarten sind beim Sport am häufigsten?
10. Welches sind die Sportarten mit der höchsten Invaliditätsrate nach Verletzungen?
11. In welcher Sportart treten absolut gesehen die meisten Verletzungen auf?
12. Welche sportbedingten Überlastungsschäden treten an der Wirbelsäule auf?
13. Welcher typische Überlastungsschaden tritt am Knochen auf?
14. Welches ist die häufigste Insertionstendopathie?

2 Knochen

2.1 Makroskopische und mikroskopische Knochenstrukturen

Nach ihrer Form lassen sich Kochen einteilen in Röhrenknochen, Würfelknochen und platte Knochen. Der typische Aufbau eines Knochens zeigt sich am besten am Röhrenknochen (*Abb. 11*). Die beiden Enden eines Röhrenknochens sind die Epiphysen, die in der Regel knorpelüberzogen sind und die Gelenkflächen bilden. Die **Metaphyse** verbindet die **Diaphyse**, den Schaft des Röhrenknochens, mit den **Epiphysen**.

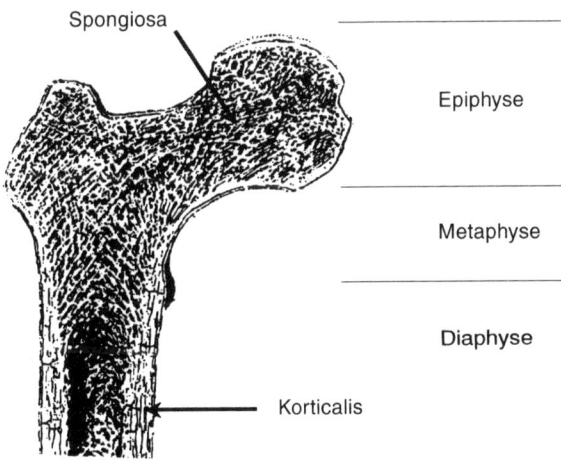

Abb. 11: Typischer Aufbau eines Röhrenknochens am Beispiel des Femurs.

Der äußere Teil des Knochens ist die **Kompacta** oder **Korticalis**. Diese ist im diaphysären Bereich kräftig ausgebildet, an der Metaphyse und der Epiphyse sehr viel dünner. In diesen Bereichen ist dafür mehr **Spongiosa** oder trabekulärer Knochen vorhanden. Die gesamte Knochenmasse des Körpers besteht zu 20 % aus Spongiosa und zu 80 % aus Kompacta. Die Knochenbälkchen bringen eine Oberflächenvergrößerung des Knochens etwa um den Faktor 10.

Gesamtknochenmasse des Körpers zu 80 % aus Kompacta und zu 20 % aus Spongiosa bestehend

Der Knochen ist vom **Periost**, der Knochenhaut, umgeben, über die Blutgefäße und Nerven an den Knochen herangeführt werden.

Zu den wichtigsten zellulären Elementen des Knochens gehören die **Osteoblasten**, die das **Osteoid** bilden. Dieses macht zusammen mit den **Kollagenfasern** und **Proteinen** sowie den übrigen zellulären Bestandteilen die organische Knochensubstanz aus. Die zentral im Knochen liegenden **Osteoblasten** werden zu **Osteozyten** umgewandelt, die den **Knochenstoffwechsel** der Kompacta regulieren. **Osteoklasten** sind die Zellen, die den Knochen abbauen.

Ständiger Anbau und Abbau von Knochen

Das Knochengewebe unterliegt einem ständigen Anbau und Abbau. Diese Prozesse werden durch eine Steuerung der genannten Zellsysteme im Gleichgewicht gehalten.

Knochen besteht aus 30 % organischer und 70 % anorganischer Substanz

Knochengewebe besteht zu 30 % aus organischem Material. Der Anteil der anorganischen Knochensubstanz beträgt 70 %. Deren wichtigster Bestandteil ist das **Knochenapatit** oder Hydroxylapatit $CaPO_4OH$. An weiteren Elementen kommen im Knochen Magnesium, Chlor, Kalium, Fluor und Natrium vor. Die Festigkeit des Knochens wird im wesentlichen vom Gehalt an anorganischer Substanz und von der **Knochenstruktur** bestimmt.

Der Knochen ist nicht nur **Stützorgan**, sondern auch **Stoffwechsel- und Speicherorgan**, das seine Elemente und Substanzen speichert und ständig austauscht.

Neben dem **An- und Abbau** ist der Knochen auch in der Lage, bei Belastungsänderungen Form und Festigkeit zu variieren.

Peak bone mass in der 3. Lebensdekade, danach jährliche Abnahme von 0,5-1 %

Darüber hinaus gibt es typische altersabhängige Veränderungen. Die **maximale Knochenmasse** wird erst im Alter von 20 bis 30 Jahren erreicht. Danach kommt es zu einer allmählichen **Abnahme der Knochenmasse** um 0,5-1 % jährlich. Bei Frauen sind bedingt durch hormonelle Einflüsse auch deutlich höhere Verluste möglich. Insgesamt verlieren Frauen im Verlauf ihres Lebens etwa 50 % ihres spongiösen Knochens und etwa 35 % ihrer kortikalen Knochenmasse.

Die besondere Architektur des Knochens bietet **größtmögliche Stabilität** bei geringstem Materialaufwand. Dies wird durch bestimmte Bauprinzipien gewährleistet (*Abb. 12*).

Am Schenkelhals des Femur zeigt sich besonders gut, wie sich die Spongiosabälkchen **Druck- und Zugbeanspruchungen** des Knochens anpassen. Ihre Anordnung entspricht ziemlich genau der, die die Statik- und Festigkeitslehre für Materialien im Bereich der Technik angibt. Der Schenkelhals mit seiner Biegebeanspruchung kann dabei mit einem Brückenaufleger verglichen werden.

Von der Last P ausgehend verlaufen **Drucktrajektorien** (unterbrochene Linie) vertikal nach unten, während horizontal verlaufende **Zugtrajektorien** (durchgezogene Linie) den Zugspan-

Makroskopische und mikroskopische Knochenstrukturen

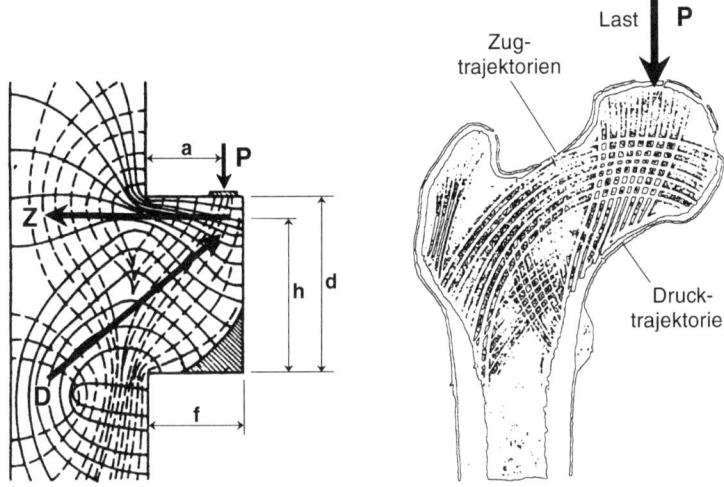

Abb. 12: Architektur des Knochens am Schenkelhals und Vergleich mit der Biegebeanspruchung eines Brückenauflegers. (Erklärung s. Text.)

nungen entsprechen. Die Hauptzug- und Hauptdruckspannungen Z und D können schematisch zu Kräften zusammengefaßt werden, deren Größe von der eingeleiteten Last P und den geometrischen Abmessungen a, h, d und f abhängt.

Anpassung an veränderte Beanspruchung ist eine wichtige physiologische Eigenschaft des Knochens. Dieses **Adaptationspotential** ist im Wachstumsalter besonders ausgeprägt. Dazu kommt, daß die noch offen Wachstumsfugen ein hohes Maß an **Remodellierungsfähigkeit** garantieren.

Das hat große praktische Bedeutung, wenn es z. B. um posttraumatische Fehlstellungen geht, die sich eventuell im Verlauf des weiteren Wachstums von selbst korrigieren, ohne daß operativ eingegriffen werden muß.

Neben diesen epiphysären Korrekturen, die an der noch offenen Wachstumsfuge ablaufen, gibt es auch solche, die durch periostalen und endostalen Knochenan- oder -abbau erfolgen oder auch durch kombinierte Formen. Dabei gilt, je jünger der Patient, desto größer das Korrekturpotential. Weiterhin sind diese Korrekturen abhängig von der Lokalisation der Frakturen. Vor allem **gelenknahe Fehlstellungen** in der Seitebene zeigen eine besonders **gute Korrekturtendenz**.

Die große Anpassungsfähigkeit des Körpers an wechselnde Beanspruchung wird am Knochen besonders deutlich. Er reagiert auf mechanische Belastung und ist in der Lage, Struktur und Dichte zu ändern und damit seine Festigkeit zu erhöhen. Diese Fähigkeit wurde bereits im letzten Jahrhundert entdeckt

Prinzipien aus der Statik: Zug- und Drucktrajektorien

Remodellierungsfähigkeit des Knochens im Wachstumsalter am größten

Spontane Korrekturmöglichkeit knöcherner Fehlstellung am bestem im Wachstumsalter

Gelenknahe Fehlstellung mit besserer Korrekturtendenz

Gesetz der Knochentransformation

und ist als das **WOLFFsche Gesetz** der **Knochentransformation** bekannt, das vereinfacht lautet:

„Die Form folgt der Funktion".

2.2 Regulation des Knochenumbaus

Ist die maximale Knochenmasse einmal erreicht, laufen **Knochenanbau und -abbau** gekoppelt ab, was sich in einer ausgeglichenen Knochenbilanz ausdrückt. Die Regulation des Knochenumbaus erfolgt über Mechanismen, die an die beiden Knochenzelltypen gebunden sind:

4 Mechanismen der Regulation des Knochenumbaus

1. Osteoblastenstimulation
2. Osteoklastenhemmung
3. Osteoblastenhemmung
4. Osteoklastenstimulation

1 und 2 führen zu einer Zunahme der Knochenmasse, 3 und 4 zu einer Abnahme. Stimulierung und Hemmung der jeweiligen Zelltypen werden durch zahlreiche Faktoren bestimmt (*Tab. 4*).

Tab. 4: Osteoblasten und Osteoklasten – Aktivierung und Hemmung.

	Aktivierung	**Hemmung**
Osteoblasten	Belastung	Mangelernährung
	Wachstum	chronische Erkrankungen
	Fluor	Alter
		Alkohol
		Kortison
Osteoklasten	Inaktivität	Belastung
	Überfunktion der Schilddrüse	Vitamin D
	Überfunktion der Nebenschilddrüse	Calcium
	Hormonmangel	
	Alter	

Calcium zu 99 % im Knochen gespeichert

Besondere Bedeutung für Aufbau und Erhalt des Knochens haben **Calcium** und **Vitamin D**. Im Knochen werden 99 % des Gesamtkörpercalciums gespeichert, 1 % verbleiben in der Extrazellulärflüssigkeit und im Serum. Dieser Anteil ist für Funktio-

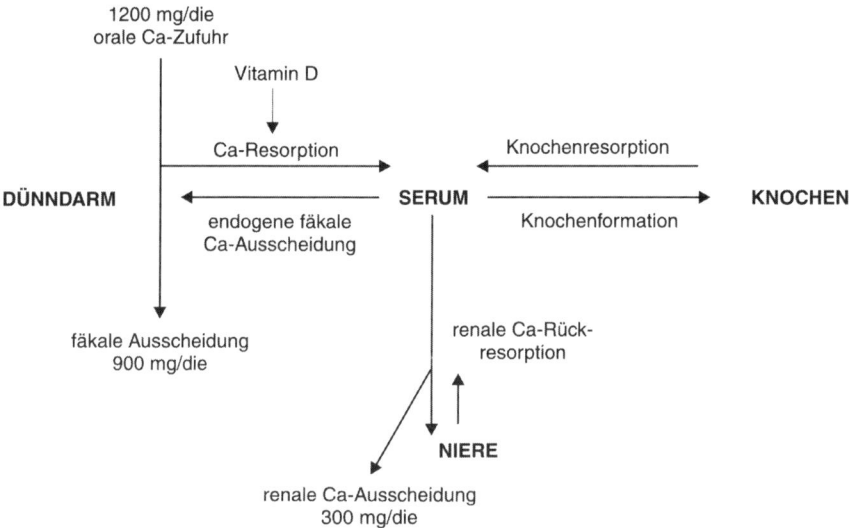

Abb. 13: Der Calcium-Stoffwechsel beim Erwachsenen.

nen anderer Organe von entscheidender Bedeutung wie für das Zellwachstum, die Blutgerinnung und die Muskelkontraktion. Zur Erhaltung der körpereigenen Calciummenge ist eine **tägliche Aufnahme von 1-1,6 g Calcium** erforderlich (*Abb. 13*). Die Resorption von Calcium erfolgt im **Dünndarm** und ist an das Vorhandensein von **Vitamin D** gebunden, das in der Haut durch die Einwirkung von **UV-Strahlen** synthetisiert wird. Ein weiterer wichtiger Faktor bei der Regulation der Calciumkonzentration ist das **Parathormon**, das in den Nebenschilddrüsen gebildet wird. Es reguliert in der Niere die Rückresorption von Calcium.

Täglicher Calciumbedarf 1-1,6 g

Knochenform und Knochenmasse hängen wie bereits erwähnt auch von körperlicher **Aktivität** und äußerer Belastung ab. Wird der Körper oder auch nur eine Extremität nicht belastet, so kommt es nach einiger Zeit nicht nur zu Muskelatrophie und Durchblutungsstörungen, sondern es tritt auch eine Atrophie des Knochens mit **Verminderung der Knochenmasse** auf. Im Experiment hat sich gezeigt, daß nach 24 Wochen Immobilisation das Maximum des Knochenabbaus erreicht ist mit einem **Knochenverlust von etwa 50 %**. Von praktischer Bedeutung sind solche Immobilisationatrophien nach Operationen und Verletzungen.

Knochenabbau durch Inaktivität: 50 % Knochenverlust nach 24 Wochen Immobilisation

Ein besonders eindrucksvolles Beispiel für die Steuerung der Knochenregulation durch äußere Belastung ist die Auswirkung der Schwerelosigkeit bei Astronauten. Bereits nach kurzen Aufenthalten im Weltraum kommt es zu erheblichen **Osteoporosen** und Verschiebungen im Calciumhaushalt, so daß bei längeren Flügen geeignete Gegenmaßnahmen erforderlich sind.

Osteoporose durch Schwerelosigkeit im Weltraum

2.3 Physiologische Veränderungen im Alter

Altersabhängige Querschnittsänderungen des Knochens

Der **Querschnitt eines Röhrenknochens** ändert sich mit dem Alter. Bei einem Kind ist die Querschnittsfläche sehr viel kleiner als beim Erwachsenen, auch ist der **Korticalisanteil** im Vergleich zur **Spongiosa** deutlich größer. Beim älteren Menschen hat der Gesamtdurchmesser insgesamt nochmals leicht zugenommen, allerdings hat sich der Anteil der Korticalis verringert (*Abb. 14*).

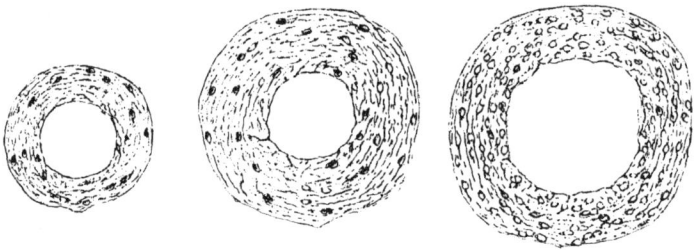

Abb. 14: Diaphysenquerschnitt des Femurs in verschiedenen Lebensaltern. Von links nach rechts: 5 Jahre, 30 Jahre, 60 Jahre.

Abnahme der Knochendichte bei Frauen ab dem 40. Lebensjahr

Eine analoge Änderung findet sich bei der Knochendichte, die mit zunehmendem Alter abnimmt. Bei der Messung mittels Strahlenabsorption, bei der ein Äquivalent der **Knochendichte** in g/cm² bestimmt wird, zeigt sich bei Erwachsenen mittleren Alters am Schenkelhals eine durchschnittliche Dichte von 1,2 g/cm² (*Abb. 15*). Diese nimmt besonders bei Frauen schon ab dem 40. Lebensjahr kontinuierlich ab und liegt im Alter von 70 Jahren bei 0,75 g/cm², sodaß von einer jährlichen Abnahme von etwa 1 % auszugehen ist. Liegen die gemessenen Knochendichtewerte deutlich unter diesem Normbereich, spricht man von einer **Osteoporose**. Durch die Verbreiterung des **Gesamtquerschnitts** im Alter versucht der Knochen, die aus der verringerten Knochendichte resultierende **Festigkeitsminderung** auszugleichen.

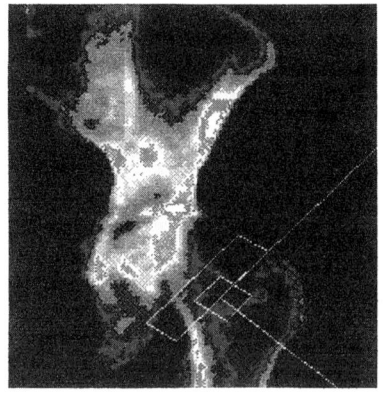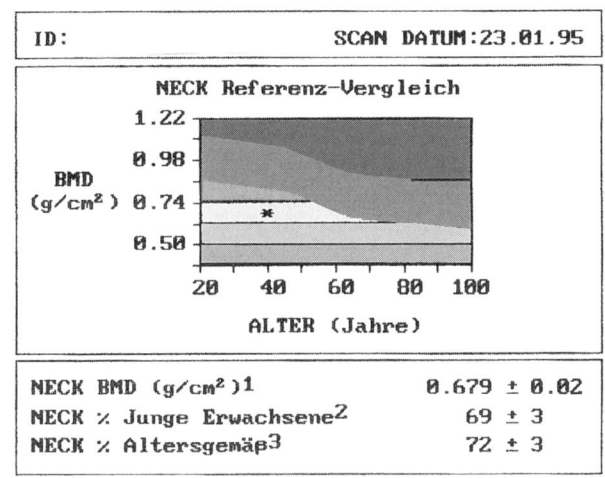

Abb. 15: Osteodensiometrie des Schenkelhalses. Abnahme des Normbereiches mit zunehmendem Alter. Der Meßwert (*) zeigt eine deutliche Osteoporose bei einer 40jährigen Frau.

2.4 Belastung und Beanspruchung des Knochens

Die Wirkungsweise äußerer und innerer Kräfte auf den Knochen erklärt sich aus der **Statik**, die sich mit Krafteinwirkungen auf starre Körper befaßt, und der **Festigkeitslehre**, die die inneren Kräfte, die durch äußere Krafteinwirkungen entstehen, in einem Werkstoff untersucht. Für die Biomechanik wurden diese Bereiche als **Belastung** und **mechanische Beanspruchung** definiert. Unter Belastung sind alle **äußeren Kräfte** wie Körpergewicht, Kraft der Muskulatur sowie dynamische Kräfte zu verstehen, während unter mechanischer Beanspruchung die Auswirkung aller äußeren Kräfte, die als **Spannungen** im belasteten Material auftreten, zusammengefaßt werden.

Statik und Festigkeitslehre

Äußere Kräfte und innere Spannungen

Der Zusammenhang zwischen diesen beiden Größen ist gegeben durch:

Spannung = Kraft/Fläche

Da viele Kräfte exzentrisch einwirken, ist die entscheidende Größe das **Kraftmoment** als Produkt aus Kraft und Kraftarm.
Während zentrische Belastungen niedrige, im Querschnitt gleichmäßig verteilte **Druckspannungen** erzeugen, werden durch exzentrische **Biegebeanspruchungen Zug- und Druckspannungen** sehr viel größeren Ausmaßes im Materialquerschnitt bewirkt (*Abb. 16*).

Kraftmoment bei exzentrischer Belastung

Biegespannung = Kraftmoment / Widerstandsmoment

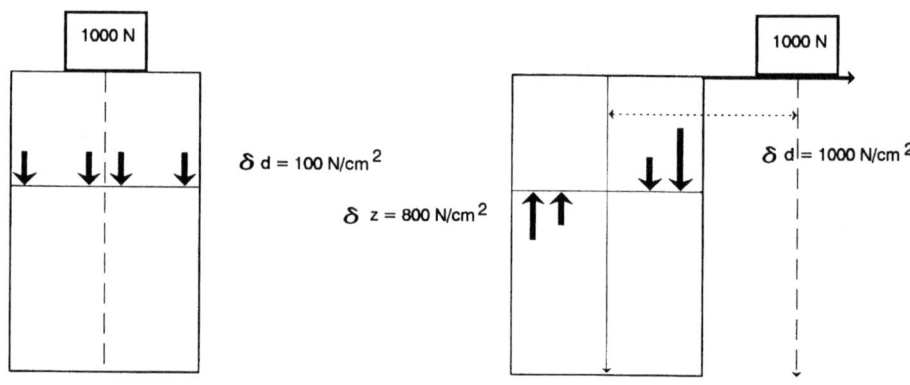

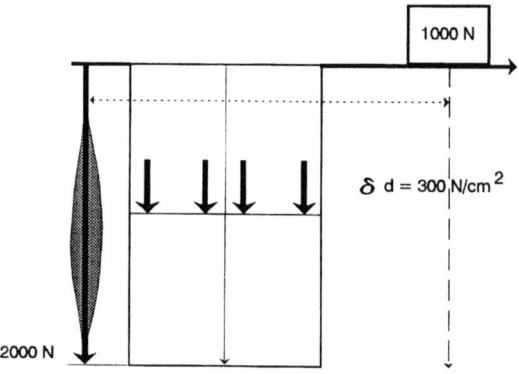

Abb. 16: Zentrische und exzentrische Beanspruchung des Knochens. Umwandlung von exzentrischer in zentrische Beanspruchung durch Muskelzuggurtung.

Für die **Biegebeanspruchung** ist die Materialanordnung im Querschnitt eines Röhrenknochens von Bedeutung, die auch als **Widerstandsmoment** bezeichnet wird. Die für die mechanische Beanspruchung im belasteten Material maßgebende Biegespannung errechnet sich aus dem Quotienten von Kraftmoment und Widerstandsmoment.

Für einen massiven Querschnitt mit homogener Materialverteilung ist das Widerstandsmoment der dritten Potenz des Durchmessers proportional. Für einen Röhrenknochen, wie er im diaphysären Bereich vorliegt, muß über das **Massenträgheitsmoment** und das Verhältnis zum Gesamtradius das Widerstandsmoment berechnet werden. Je nach Materialanordnung ergeben sich große Unterschiede (*Abb. 17*).

Periostales Knochenwachstum von besonderer Bedeutung für die Knochenfestigkeit

Füllt man die Markhöhle komplett mit kortikalem Knochen aus, nimmt das Widerstandsmoment nur um wenige Prozent zu. Wird die gleiche Knochenmasse außen angelagert, erhöht sich das Widerstandsmoment um 40 %, und verdoppelt man

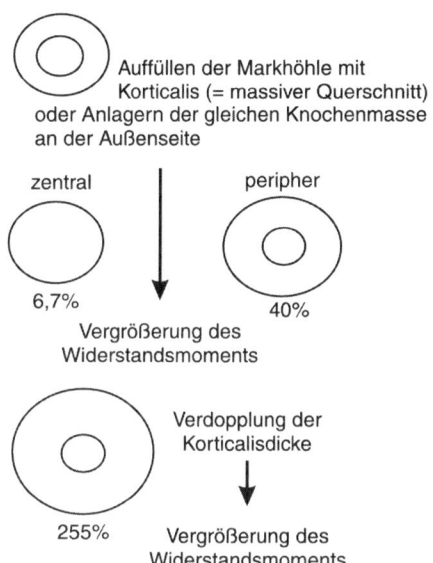

Abb. 17: Querschnitt eines Röhrenknochens und Widerstandsmoment. (Erklärung siehe Text.)

die Korticalisdicke, dann erhöht sich es sich um mehr als das Dreifache gegenüber der Ausgangssituation.

Für die Gesamtbeanspruchung eines Knochens sind weitere äußere Kräfte wie **dynamische Kräfte** und **Muskelkräfte** maßgebend. So kann die Muskulatur durch Zuggurtung ein Momenten-Gleichgewicht herstellen und auf diese Weise **exzentrische** in **konzentrische Beanspruchung** umwandeln (*Abb. 16*). Dabei werden die bei Biegebeanspruchung im Querschnitt auftretenden Zugspannungen aufgehoben. Die Druckspannungen erhöhen sich allerdings entsprechend der einwirkenden Muskelkraft. Typische Beispiele für diese Art der Reduzierung von Biegebeanspruchungen des Knochens durch die Muskulatur finden sich am **Femur** mit dem **Tractus iliotibialis**, am **Oberschenkelhals** mit der **Glutaealmuskulatur** und an der **Tibia** mit dem **M. triceps suri**.

Zuggurtung wandelt exzentrische in konzentrische Beanspruchung

Neben der **Druck- und Biegebeanspruchung** gibt es noch weitere Formen der Krafteinwirkung auf den Knochen. Dies ist einmal die **Schubbeanspruchung**, die bei Kräften auftritt, die schräg zur Querschnittsfläche einwirken. Ebenfalls von praktischer Bedeutung ist die **Torsionsbeanspruchung**, bei der der Knochen in der Längsachse torquiert wird und somit **Schubspannungen** innerhalb des Materialquerschnitts entstehen.

2.5 Frakturen

2.5.1 Definition und Frakturformen

> Eine Fraktur ist die Zusammenhangstrennung des Knochens unter direkter und indirekter Gewalteinwirkung, wobei die Elastizitätsgrenze des Knochens überschritten wird und Fragmente entstehen, die durch den Frakturspalt getrennt sind.

Sonderformen von Frakturen: Fissuren, Grünholzfrakturen, Spontanfrakturen, Ermüdungsfrakturen

Hiervon müssen folgende **Sonderformen** getrennt werden, die eine oder mehrere der genannten Bedingungen nicht erfüllen:

1. **Fissuren** sind traumatisch bedingte Spaltbildungen im Knochen ohne Zusammenhangstrennung.
2. **Grünholzfrakturen** sind Frakturen langer Röhrenknochen, bei denen das Periost erhalten bleibt und die fast ausschließlich bei Kindern vorkommen.
3. **Spontanfrakturen** oder pathologische Frakturen können ohne adäquates Trauma bei Vorschädigungen des Knochens auftreten.
4. **Ermüdungsfrakturen** entstehen bei über längere Zeit einwirkenden Belastungen. Sie treten beispielsweise als Marschfrakturen an den Mittelfußknochen auf oder am Ende von metallischen Implantaten wie Osteosyntheseplatten oder Endoprothesen.

Einteilung von Frakturen nach Beanspruchung des Knochens

Je nach Beanspruchung des Knochens unterscheidet man:

1. **Kompressionsfrakturen**, die meist am spongiösem Knochen des Wirbelkörpers oder Fersenbeins vorkommen.
2. **Biegungsfrakturen**, wie sie am Schuhrand bei einem Skisturz am Unterschenkel auftreten.
3. **Torsionsfrakturen**, die ebenfalls beim Skilaufen infolge eines Drehsturzes den Unterschenkel betreffen.
4. **Abscherfrakturen**, die durch Schubbeanspruchung entstehen und besonders an konvexen Epiphysenflächen wie am Talus des oberen Sprunggelenks auftreten.
5. **Abrißfrakturen**, bei denen durch Muskelzug der knöcherne Sehnenansatz aus dem Knochen ausgerissen wird, wie beim Rectussehnenansatz an der Spina iliaca anterior inferior.

Die Fraktur kann nicht nur als isolierte Knochenverletzung gesehen werden, vielmehr sind fast immer Begleitstrukturen mitbetroffen:

Obligate Begleitverletzungen

1. **Blutgefäße**, die bei der Fraktur mitverletzt werden und zu einem **Frakturhämatom** führen. Bei ausgedehntem Hämatom kann es im Bereich der langen Röhrenknochen zu Kompressionen der umgebenden Muskeln, Nerven und Blutgefäße in den zugehörigen Fascienlogen kommen, mit der Folge eines sogenannten Kompartment-Syndroms, das aufgrund mangelnder Blutzirkulation zu einem Gewebsuntergang führt. Daher ist bei jeder Fraktur die Durchblutung der betroffenen Extremität zu überprüfen.

    Kompartment-Syndrom

2. **Nerven**, die besonders gefährdet sind, wenn sie eng am Knochen anliegen, wie der Wadenbeinnerv am Wadenbeinköpfchen oder der Radialisnerv am Oberarm. Daher ist bei einer Fraktur auch die Prüfung der Nervenfunktion, also der Motorik und Sensibilität der betroffenen Extremität wichtig.

    Nervenschädigung bei Frakturen

3. **Muskeln und Sehnen**, die durch Knochendurchspießung oder Kompression durch ein Hämatom geschädigt werden. Sehnenverletzungen mit unkompletter oder kompletter Durchtrennung müssen häufig operativ versorgt werden.

    Sehnenverletzung bei Frakturen

4. **Innere Organe,** die bei Frakturen im Thorax-, Wirbelsäulen- und Schädelbereich mitverletzt werden können.
5. **Gelenkfrakturen,** bei denen wichtige Gelenkstrukturen wie Gelenkknorpel, Menisken und der Kapselbandapparat geschädigt werden

    Gelenkfrakturen

6. **Hautverletzungen** mit der Gefahr sogenannter offener Frakturen, bei denen Schmutz und Keime an den Knochen gelangen.

Offene Frakturen werden in verschiedene Grade eingeteilt, je nachdem wie die Hautverletzung entstanden ist und welche Strukturen mitverletzt sind. Diese Einteilung erlaubt auch in gewisser Hinsicht eine Prognose im Hinblick auf Ausheilung und spätere Funktionsfähigkeit.

Offene Frakturen

Grad 1: Hautverletzung von innen ohne wesentliche Begleitverletzungen
Grad 2: Hautverletzung von außen mit geringer Schädigung örtlicher Strukturen
Grad 3: Freiliegende Fraktur mit massiver Schädigung der Begleitstrukturen.

2.5.2 Frakturbehandlung

Die wichtigsten Grundprinzipien der Frakturbehandlung sind

1. Reposition
2. Retention
3. Rehabilitation

Reposition – Grundvoraussetzung der Therapie

Diese Prinzipien gelten sowohl für die **konservative** als auch für die **operative Behandlung**. Bei **dislozierten Frakturen**, die keine spontane Reposition und keine spätere Korrektur im Verlauf des weiteren Wachstums erwarten lassen, gilt die **Reposition** als Grundvoraussetzung der Behandlung beim operativen wie konservativem Vorgehen. Sie wird in der Regel unter Betäubung durch Bruchspaltanästhesie oder in einer anderen Anästhe-sieform vorgenommen. Ebenso ist es möglich, Fehlstellungen in Etappen zu korrigieren durch wiederholtes Anlegen von Gipsverbänden.

Extensionsbehandlung einer Fraktur nur noch in Ausnahmefällen

Eine Reposition kann auch durch Anlegen einer **Extension** herbeigeführt werden. Hierbei wird durch das Anhängen eines Gewichtes über ein Rollensystem Zug ausgeübt, der dem Muskelzug entgegenwirkt und beide Frakturenden wieder aneinander bringt. In seltenen Fällen kann eine Extension bis zur Frakturheilung belassen werden. Ein solches Vorgehen bedeutet allerdings eine lange Immobilisation mit entsprechenden Risiken wie Osteoporose, Thrombose mit Emboliegefahr, Muskelatrophie und andere.

Frühfunktionelle Behandlung wann immer möglich

Die genannten, z. T. lebensbedrohlichen Risiken lassen sich am ehesten noch vermeiden, wenn die Fraktur eine **frühfunktionelle Behandlung** erlaubt und eine frühe Mobilisierung und auch frühe Teilbelastung der betroffenen Extremität möglich ist. So können bestimmte Frakturformen mit speziellen **Orthesen** versorgt und anschließend frühfunktionell behandelt werden. Aber auch gute **Osteosynthesen** erlauben frühe Beübung und Belastung, was als entscheidender Vorteil der operativen Frakturbehandlung gilt.

Gipsimmobilisation an Extremitäten mit Einschluß der Nachbargelenke

Die **konservative Behandlung** besteht meist in einer **Ruhigstellung** der betroffenen Extremität in einem **Gips- oder Kunststoffverband**. Um die erforderliche **mechanische Ruhe** im Frakturgebiet zu erreichen, sind in der Regel die Nachbargelenke in den Gips miteinzubeziehen, was unerwünschte Bewegungen der Fragmente ausschließt. Dadurch werden natürlich die oftmals ausgeprägten Muskelatrophien nach Gipsbehandlungen verstärkt.

Operative Behandlungen mit zunehmend geringeren Risiken

Operative Behandlungsmethoden sind in den letzten Jahrzehnten in den Vordergrund gerückt. Diese Entwicklung ist auf den Fortschritt von Technik und medizinischem Standard zurückzuführen, der zu einer deutlichen **Minimierung der Operationsrisiken** geführt hat.

Für das operative Vorgehen stehen verschiedene Formen der **Osteosynthese** zur Verfügung:

1. **Schraubenosteosynthese**, mit der man einzelne ausgesprengte Fragmente fixieren kann;
2. **Plattenosteosynthese**, mit der Frakturen operativ geschient werden;
3. **Marknagelosteosynthese**, die an langen Röhrenknochen Anwendung findet;
4. **Zuggurtung**, mit der Frakturen über Gelenken, wie an der Patella oder am Olecranon, versorgt werden;
5. **externe Fixation**, mit der eine frakturferne Stabilisierung erzielt werden kann, was bei Hautverletzungen oder primär infizierten Frakturen wichtig ist.

Die **Indikationsstellung** zum operativen oder konservativen Vorgehen kann nicht generell festgelegt werden. Sie hängt von vielerlei Faktoren ab, die nicht nur durch die Fraktur selbst, sondern auch durch andere Umstände wie Standard der medizinischen Einrichtung, Erfahrung des Operateurs, Allgemeinzustand des Patienten u.a. bestimmt werden. Beispiele für Indikationen zu konservativer und operativer Behandlung sind in *Tab. 5* aufgeführt. **Im Einzelfall** und in Abhängigkeit von den Umständen sind Abweichungen von dem üblichen Verfahren möglich bzw. sogar erforderlich.

Indikation zu bestimmten Therapieverfahren in jedem Einzelfall durch Abwägen von Vor- und Nachteilen zu prüfen. Gegebenenfalls auch Wechsel des gewählten Verfahrens im Laufe der Behandlung erforderlich

Kindliche Frakturen weisen zahlreiche Besonderheiten auf. Die wichtigste Form der kindlichen Fraktur ist die **Schaftfraktur**, die fünfzigmal häufiger auftritt als die Gelenkfraktur. **Epiphysen-** und **Gelenkfrakturen** finden sich an den oberen Extremitäten häufiger.

Kindliche Frakturen mit zahlreichen Besonderheiten

Bei der Behandlung von kindlichen Frakturen ist zu beachten, daß eine **Spontankorrektur** von Achsabweichungen im Verlauf des weiteren Wachstums möglich ist und daß **Wachstumsstörungen** durch vorzeitigen Schluß von Wachstumsfugen auftreten können. Für diese beiden Phänomene ist das Alter des Patienten von entscheidender Bedeutung ist.

Phänomen bei kindlichen Frakturen: Spontankorrekturen und Wachstumsstörungen

Man wird bestrebt sein, alle Frakturen am wachsenden Skelett soweit als möglich **konservativ** zu behandeln. Für die operative Behandlung wird gefordert, daß diese nur von erfahrenen Chirurgen durchzuführen ist. Als Hauptindikation werden **instabile Frakturen** und **Gelenkfrakturen** angesehen. Oberstes Gebot bei operativen Verfahren ist, eine Schädigung der Wachstumsfuge zu vermeiden.

Die notwendigen **Ruhigstellungszeiten** für kindliche Frakturen hängen stark vom Alter ab. Sie sind bei Kleinkindern am kürzesten. So genügt für einen **Oberarmbruch** in Schaftmitte

Tab. 5: Leitlinien für konservative und operative Behandlung von Frakturen.

Konservativ	Operativ
Allgemein	
Frakturen ohne Dislokation	Frakturen mit Dislokation
Frakturen mit Begleitverletzungen	Frakturen nach erfolgloser konservativer Behandlung
Kindliche Frakturen	Kindliche Gelenkfrakturen mit Beteiligung der Wachstumsfugen
Speziell	
Schlüsselbein	Luxationsfraktur der Schulter
Rippen	Oberarmschaftfraktur mit Nervenverletzung
Humeruskopf, -schaft	Ellenbogen
distaler Unterarm	Unterarmschaft
Hand	Gelenkfrakturen im Handbereich
Schenkelhals (Abduktionsstellung)	Schenkelhals
Tibiaschaft	Pertrochantäre, Subtrochantäre Frakturen
Fibulaschaft	Oberschenkelschaft
Fuß	Kniegelenksfraktur
	Tibia mit Dislokation
	Sprunggelenksfraktur
	Fußfraktur mit Dislokation

Ruhigstellungszeiten bei Kleinkindern am kürzesten

bei Kindern von unter 5 Jahren eine Ruhigstellungszeit in der Regel von zwei Wochen, während im Alter von über 10 Jahren bis zu sechs Wochen erforderlich sind. Bei Frakturen der **Handwurzel** und des **Schenkelhalses** werden für Kinder ab 10 Jahren bis zu 12 Wochen Ruhigstellungszeit angegeben. Generell gilt, daß **Metaphysenfrakturen** wesentlich schneller heilen als **diaphysäre Frakturen. Querfrakturen der Diaphyse** benötigen eine besonders lange Zeit zur Konsolidierung.

Diaphysäre Querfrakturen benötigen die längsten Konsolidierungszeiten

2.5.3 Frakturheilung

Es gibt zwei Formen der Frakturheilung. Stehen die Frakturenden optimal aufeinander, ohne daß ein Spalt vorhanden ist, wie bei einer idealen Osteosynthese oder bei nicht dislozierten Frakturen, kommt es zu einer **primären Frakturheilung**. Klafft der Frakturspalt, wie bei dislozierten Frakturen oder nicht optimaler Reposition, erfolgt die Heilung über **Kallusbildung**. Folgende Vorgänge laufen dabei auf histologischer Ebene ab:

Primäre Frakturheilung – Idealform der Frakturheilung

Primäre Frakturheilung	Sekundäre Frakturheilung
1. Einsprossen von Kapillaren ↓	1. Einwandern von Bindegewebszellen mit dem Hämatom ↓
2. Osteoklasten bauen defektes Knochenmaterial ab ↓	2. Bindegewebiger Kallus ↓
3. Osteoblasten bauen neuen Knochen auf	3. Bildung von Osteoblasten aus Bindegewebszellen ↓
	4. Geflechtknochen ↓
	5. Differenzierung des Geflechtknochens unter mechanischer Beanspruchung

Wird der Vorgang der Knochenbruchheilung gestört, kommt es zur Ausbildung von **Pseudarthrosen** oder Falschgelenken. Dies kann eintreten bei **mangelnder Durchblutung** oder aber, wenn durch äußere Kräfte **mechanische Unruhe** im Bereich der Bruchspalten auftritt, wodurch die Umwandlung des **Bindegewebskallus** in einen **knöchernen Kallus** verhindert wird, so daß es bei einer bindegewebigen Überbrückung bleibt. Vielfach liegt einer Pseudarthrose auch eine schleichende lokale Infektion zugrunde.

Pseudarthrosen entstehen durch mechanische Unruhe oder bei mangelnder Druchblutung

2.5.4 Komplikationen und Folgeerscheinungen nach Frakturen

Die Komplikationsmöglichkeiten nach Frakturen sind vielfältig. Teilweise sind sie auf Art und Schwere der Fraktur zurückzuführen, sie können aber auch typischerweise im Gefolge bestimmter **Behandlungsmethoden** auftreten.

Vielfältige Komplikationsmöglichkeiten nach Frakturen

> - Muskelatrophien
> - Gelenkversteifungen
> - Achsfehlstellungen
> - Refrakturen
> - Pseudarthrosen
> - Infektionen
> - Thromboembolien
> - Fettembolien
> - Dystrophien (M. SUDECK)
> - Kompartmentsyndrome

2.5.4.1 Muskelatrophien

Häufigste Begleiterscheinung einer Frakturbehandlung, insbesondere bei längerer **Immobilisierung**, ist die Muskelatrophie. Diese kann die Rehabilitationzeit erheblich verlängern. Mit der heute vorherrschenden Tendenz, wann immer möglich, eine **frühfunktionelle Frakturbehandlung** durchzuführen, wird dieser Folgeerscheinung vorgebeugt. Dies ist um so wichtiger, seit man weiß, daß längerdauernde Immobilisierung auch zu einer bleibenden **Knochenatrophie** führt.

Die Atrophie betrifft die Muskulatur im unterschiedlichem Ausmaß. Eingelenkige Muskeln mit einem hohen Anteil von ST-Fasern atrophieren besonders schnell. Am Kniegelenk ist es vor allem der **M. vastus medialis**, der schon nach kurzer Zeit eine Atrophie entwickelt und wo sich diese am deutlichsten zeigt. Hier hat man nach kompletter Immobilisierung z. B. durch einen gelenkruhigstellenden Gipsverband mit einer Abnahme der Muskelmasse von 50 % in einem Zeitraum von 6 Wochen zu rechnen. Für den Wiederaufbau dieses Muskels wird die drei- bis vierfache Zeit veranschlagt.

Frühfunktionelle Behandlung wirkt Muskelatrophie entgegen

Muskelatrophie am stärksten in Muskeln mit hohem Anteil von ST-Fasern

M. vastus medialis verliert 50 % Muskelmasse bei kompletter Immobilisierung von 6 Wochen

2.5.4.2 Gelenkversteifung

Bei längerer Immobilisierung treten auch Gelenkversteifungen auf. Eine besonders ungünstige Prognose haben diese, wenn die **Fraktur in Gelenknäh**e liegt bzw. das Gelenk mitbetroffen ist. Auch hier erlauben operative Behandlungsverfahren mit **übungsstabiler oder belastungsstabiler Osteosynthese** ein frühzeitiges Bewegen der Gelenke, womit einer Gelenkversteifung vorgebeugt werden kann.

Durch Ruhigstellung der frakturnahen Gelenke – wie bei einer Gipsbehandlung erforderlich – kommt es in der Regel zum Schrumpfen der Gelenkkapsel. Das Ausmaß der Schrumpfung kann je nach Gelenk sehr unterschiedlich sein. **Knie-, Ellen-bogen- und Schultergelenk** sind aufgrund anatomischer Besonderheiten in hohem Maße anfällig für solche Veränderungen.

Ungünstig ist die Prognose, wenn die Fraktur das Gelenk in irgendeiner Form miterfaßt hat. Unter Umständen reichen konservative Maßnahmen zur Remobilisierung nicht aus und operative Behandlungsmaßnahmen mit Lösung von Vernarbungen,

Übungs- und belastungsstabile Osteosynthesen erlauben frühe Gelenkbewegung

Versteifung nach Gelenkfraktur mit ungünstiger Prognose

Entfernung von Gelenkkapsel und Gelenkschleimhaut mit anschließender manueller **Mobilisierung** des Gelenkes sind erforderlich.

2.5.4.3 Achsfehlstellung

Gelingt keine korrekte Ausrichtung der Fragmente, resultieren Achsfehlstellungen, die im Bereich der unteren Extremitäten zu einem vorzeitigem Gelenkverschleiß führen können. Bei konservativer Behandlung mit Ruhigstellung im Gipsverband treten durch Muskelzug Achsfehlstellungen auf. Bei operativen Behandlungen sind Fehlstellungen typisch für bestimmte Osteosyntheseverfahren, beispielsweise **Rotationsfehlstellungen** bei diaphysären Femurfrakturen, die mit einem Marknagel versorgt werden.

Achsfehlstellungen begünstigen das Auftreten von vorzeitigem Verschleiß

Im Wachstumsalter können diese Fehlstellungen im gewissen Maße eine Selbstkorrektur durch **Remodellierung** des noch wachsenden Knochens erfahren, so daß sie bei der Therapie bewußt in Kauf genommen werden können. Dies gilt insbesondere bei Fehlstellungen an der unteren Extremität, wenn es sich um gelenknahe Frakturen und **Abweichungen in der Sagittalebene** handelt, während sich Rotationsfehlstellungen im Laufe des Wachstum spontan kaum korrigieren.

Spontane Korrekturen von Achsfehlstellungen im Wachstumsalter

2.5.4.4 Refraktur

Die Frage der Wiederbelastbarkeit nach einer Fraktur – insbesondere der **sportlichen Belastbarkeit** – muß im Einzelfall geklärt werden. Dabei sind Besonderheiten der **Frakturlokalisation** sowie des etwaigen **Osteosyntheseverfahrens** zu berücksichtigen, und die aktuelle **Festigkeit des Knochenabschnitts** muß anhand eines **Röntgenbildes** beurteilt werden.

Belastbarkeit nach Fraktur muß individuell bestimmt werden

Bei zu früher Belastung kann eine **Refraktur** auftreten. Auch bei vorzeitiger Metallentfernung **nach Osteosynthese** sind Refrakturen möglich, wenn der betroffene Knochenabschnitt überlastet wird. Daraus folgt, daß nach **Metallentfernung** die Belastung der betroffenen Extremität nur langsam gesteigert werden darf, da der Knochen durch die Metallentfernung Substanz verliert und seine volle Festigkeit noch nicht erreicht hat.

Nach Metallentfernung keine sofortige Vollbelastung

2.5.4.5 Pseudarthrosen

Die Frakturheilung läuft ungestört ab, wenn eine **gute Durchblutung** gewährleistet ist und der Frakturspalt **keiner mechanischen Unruhe** ausgesetzt ist (vgl. Kap. 2.5.3). Sind diese beiden Bedingungen nicht erfüllt, kann es zu einer Pseudarthrose kommen, bei der die Umwandlung des bindegewebigen in **knöchernen Kallus** unterbleibt.

Atrophische Pseudarthrose bei Mangeldurchblutung

Hypertrophe Pseudarthrosen bei mechanischer Unruhe

Steht die Durchblutungsstörung im Vordergrund, stellt sich eine **atrophische Pseudarthrose** ohne nennenswerte Kallusbildung ein. Ist der Frakturspalt einer übermäßigen mechanischen Unruhe ausgesetzt, kommt es zu einer **hypertrophischen Kallusbildung** mit ausgeprägten knöchernen Reaktionen. In einigen Fällen heilen Pseudarthrosen durch konservative Behandlungsverfahren mit Immobilisierung aus. Nicht allzu selten jedoch sind erneute Operationen mit **Knochenspananlagerung** und **Reosteosynthesen** erforderlich. In jüngster Zeit werden zur Behandlung von Pseudarthrosen auch elektrophysikalische Therapieverfahren wie Magnetfeld- und Stoßwellenanwendung eingesetzt (siehe Kap. 2.5.6.2).

2.5.4.6 Infektionen

Risiko der operativen Frakturbehandlung: Infektion

Größtes Risiko bei der operativen Behandlung von Frakturen ist die Infektion. Die Infektionsrate kann dabei je nach den gegebenen Umständen bis zu 5 % betragen. Besonders häufig treten Infektionen im Zusammenhang mit operativen Behandlungsverfahren auf, wenn **Begleitverletzungen**, insbesondere Hautverletzungen, vorliegen. Frühzeitiges und sachgerechtes Eingreifen bei Vorliegen einer Infektion läßt auch diese Komplikation zur Ausheilung bringen. Entfernen des **Osteosynthesematerials**, Wahl eines anderen Stabilisierungsverfahrens, Anwendung von **Antibiotika**, sowohl lokal als auch systemisch, stehen als Behandlungsmaßnahmen zur Verfügung. Auf jeden Fall wird durch diese Komplikation der Heilungsverlauf erheblich verzögert und die spätere volle Belastbarkeit in Frage gestellt. Bei ungünstigem Verlauf kommt es zu einer **chronischen Osteomyelitis**, die je nach Immunlage immer wieder aufbrechen kann.

Spätkomplikation der Infektion: chronische Osteomyelitis

2.5.4.7 Thrombose und Embolie

Eine der häufigsten und gefährlichsten Komplikationen im Verlauf einer Fraktur ist die **tiefe Beinvenenthrombose**. Latent verlaufende Minithrombosen nach operativen Eingriffen an den unteren Extremitäten treten sehr häufig auf. Sie sind aber meist klinisch unbedeutend und bleiben ohne Folgen. In etwa 5 % muß mit klinisch manifesten Thrombosen gerechnet werden, die zu mehr oder weniger schweren, bleibenden Durchblutungsstörungen führen können. Die Zahl der tödlich verlaufenden Embolien wird je nach Risiko zwischen 0,01 bis zu 1-5 % geschätzt, wenn keine Thromboseprophylaxe erfolgt. Die Gesamtzahl an tödlich verlaufenden Thromboseembolien in Deutschland liegt bei etwa 20.000-30.000 jährlich.

Nach Extremitätenoperationen: 5 % Thrombosen

Auch bei Gipsbehandlung Thromboseprophylaxe erforderlich

Auch bei nichtoperativen Maßnahmen wie der **Gipsbehandlung** treten Thrombosen auf, so daß bei dieser Art der Frakturbehandlung ebenfalls eine Prophylaxe erforderlich ist. Diese besteht aus medikamentösen, physikalischen und krankengymnastischen Maßnahmen, mit denen die Blutzirkulation gefördert und die Gerinnungsneigung herabgesetzt wird.

2.5.4.8 Fettembolie

Bei Frakturen mit Aufbrechen größerer fetthaltiger Knochenmarkräume wird regelmäßig auch Fett in den Blutkreislauf eingeschwemmt. Besonders bei ausgedehnten, multiplen Extremitätenfrakturen, aber auch bei speziellen Operationsverfahren wie der **Marknagelung** können Fettembolien die **Lungenkapillaren** verstopfen und die Lungen- und Herz-Kreislauf-Funktion beeinträchtigen.

Fettembolien durch Einschwemmen von Fett in die Lungenkapillaren

2.5.4.9 Morbus SUDECK

Nach **Gipsimmobilisierung** oder nach operativer Behandlung von Frakturen mit stärkerer **Gewebstraumatisierung** kann es bei entsprechender individueller Disposition zur Ausbildung eines **Morbus SUDECK** kommen. Dabei handelt es sich um eine eigenständige Erkrankung der betroffenen Extremität, die in bestimmten Stadien abläuft und auf einer Störung des vegetativen Nervensystems beruht.

M. SUDECK: Störung des vegetativen Gefäßnervensystems

Das **erste Stadium** ist bestimmt durch **entzündungsähnliche Veränderungen** mit Überwärmung, Schwellung und Schmerzen. In diesem Stadium ist es nicht einfach, die Symptome von denen der Fraktur oder den Operationsfolgen zu unterscheiden.

1. Stadium: Entzündung

Das **zweite Stadium** ist gekennzeichnet durch die **Dystrophie**. Die entzündlichen Zeichen verschwinden, die Haut blaßt ab und bekommt ein glänzendes Aussehen. Die sich normalerweise einstellende Funktionsverbesserung der Extremität bleibt aus. Im **Röntgenbild** zeigt der Knochen eine beginnende Atrophie.

2. Stadium: Dystrophie

Das **dritte und letzte Stadium** wird durch die zunehmende **Atrophie** bestimmt. Es kommt zu Gelenkkontrakturen, die in vielen Fällen nicht mehr zu beheben sind. Es resultiert mitunter eine erhebliche Behinderung, die, da die Erkrankung bevorzugt an den oberen Extremitäten auftritt, auch viele Alltagsaktivitäten einschränkt.

3. Stadium: Atrophie

Die **Therapie** richtet sich nach dem jeweiligen Stadium. Sie beinhaltet eine intensive **medikamentöse** Therapie, die analgetisch und durchblutungsfördernd ausgerichtet ist, eine vorsichtige Krankengymnastik mit dem Ziel, das Auftreten von Kontrakturen zu verhindern, sowie den Einsatz von Orthesen zur Funktionsverbesserung der kontrakten Gelenke. Die gesamte Krankheits- und Behandlungsdauer ist im Einzelfall kaum abzuschätzen. Es heißt daher auch: Verlauf und Therapie des Morbus SUDECK dauern 1 Jahr und 1 Tag.

„Therapie des Morbus SUDECK dauert ein Jahr und ein Tag"

2.5.4.10 Kompartmentsyndrom

80 % aller Kompartment-syndrome an Unterschenkel und Unterarm

Eine gefürchtete Komplikation, die bei Extremitätenfrakturen und nach Operationen auftritt, ist das Kompartment-Syndrom. Bevorzugt sind **Unterschenkel** und **Unterarm**, weil hier die **Fascien** der Muskellogen besonders kräftig sind. 80 % aller Kompartment-Syndrome sind hier lokalisiert. Das Bild ist gekennzeichnet durch anhaltende heftige Schmerzen mit Nervenirritationen und motorischen Ausfällen. Es wird ausgelöst durch eine **Volumenzunahme** und einen **Druckanstieg** in den betroffenen **Muskellogen**. Dies führt zu einer Durchblutungsstörung, die, wenn sie länger als sechs Stunden besteht, eine **Nekrose des Muskels** und seiner Begleitstrukturen mit irreversiblen Funktionsausfällen nach sich zieht. Das frühzeitige Erkennen eines solchen Kompartment-Syndroms und eine sofortige Entlastung des Muskels durch **operative Fascienspaltung** ist für die Prognose von entscheidender Bedeutung.

Funktionelles Kompartment-Syndrom bei Langstreckenläufern und Gehern

Von einem **funktionellen Kompartment-Syndrom** spricht man, wenn ein erhöhter Druck in der Muskelloge durch Überlastung oder Dauerbelastung ausgelöst wird (siehe Kap. 4.5.8). Es wird häufig bei **Langstreckenläufern** und **Gehern** beobachtet, tritt aber auch durch übermäßige Muskelvolumenzunahme bei **extremem Bodybuilding** auf. Die Symptome sind ebenfalls Muskelschmerzen und sensible Beeinträchtigungen. Da auch bei einem funktionellen Kompartment-Syndrom Muskelnekrosen möglich sind, können Entlastungsoperationen erforderlich werden.

2.5.5 Fraktursonderformen

2.5.5.1 Streßfraktur

Streßfrakturen als Marschfrakturen schon im 19. Jahrhundert bekannt

Streßfrakturen = Reaktion des Knochens auf Dauerbelastung

Bei dieser Sonderform kommt es selten – und wenn erst nach Wochen – zu einer kompletten **Kontinuitätsdurchtrennung** und auch andere frakturtypische Merkmale sind nicht immer vorhanden. Das Röntgenbild ist anfangs meist negativ, die Symptome sind eher schleichend. Beschrieben wurden Streßfrakturen schon im 19. Jahrhundert bei Rekruten der Preußischen Armee als sogenannte **Marschfrakturen** an den Mittelfußknochen.

Der Entstehungsweise besser gerecht wird der Begriff **Streßreaktion**, der alle Stadien von der **Periostitis** oder dem sogenannten **shin-splint** zu Beginn bis zur definitiven **Fraktur** umfaßt. Dieser Begriff macht auch deutlich, daß es nicht allein die momentane mechanische Überbeanspruchung ist, die die Fraktur herbeiführt.

Das zeitliche Auftreten von Streßreaktionen bei Dauerbelastung etwa **ab Beginn der vierten Woche** nach Aufnahme des

Trainings deutet auf eine biologische Reaktion des Knochengewebes hin und nicht auf eine rein mechanische Überanspruchung des Knochens durch äußere Kräfte wie bei einer Fraktur. Als Auslöser gelten intermittierende **zyklische Dauerbeanspruchungen** des Knochens, wie sie vor allem bei **Ausdauersportarten** und besonders bei unphysiologischen Belastungssteigerungen ohne genügende Vorbereitungsphasen auftreten. Weiterhin begünstigen individuelle Faktoren, **hormonell und altersbedingte Minderung der Knochenfestigkeit**, sowie **äußere Faktoren**, die die mechanische Beanspruchung erhöhen, wie Bodenbelag oder Dämpfungseigenschaften des Sportschuhs das Entstehen von Streßreaktionen.

Streßreaktion nach mehrwöchigem täglichen Lauftraining

In prospektiven Studien wurde aufgezeigt, daß **mehrstündige tägliche Laufbelastung** nach 4-6 Wochen zu Streßreaktionen an den unteren Extremitäten führen kann. Diese treten an Tibia und Femur sowie Fußwurzel- und Mittelfußknochen auf.

Typische Sportarten, bei denen es häufig zu Streßreaktionen kommt, sind die laufintensiven Disziplinen in der **Leichtathletik**, aber auch im **Kunstturnen** und bei verschiedenen Ballsportarten kommen sie vor. In Abhängigkeit von der jeweiligen Sportart werden Streßreaktionen auch an den oberen Extremitäten beobachtet. So sind bei Turmspringern Ulna- und Handwurzelstreßfrakturen beschrieben, was mit hohen intermittierenden Belastungen beim Eintauchen ins Wasser erklärt wird (*Tab. 6*).

Streßreaktionen auch an der oberen Extremität

Tab. 6: Lokalisation und Sportarten bei Streßreaktionen und -frakturen.

Lokalisation	häufiger	seltener
	Metatarsalia	Femur
	Tibia	Ulna
	Os naviculare	Handwurzel
	Fibula	Großzehensesambeine
		Dornfortsätze
Sportart	**häufiger**	**seltener**
	Leichtathletik	Ballett
	Kunstturnen	Tennis
	Fußball	Squash
	Ballsportarten	Turmspringen

Je nach Verlauf und Stadium sind die Erscheinungsbilder unterschiedlich. Beginnend mit einer Knochenhautreizung, einer **Periostitis**, über eine Verdickung bei vermehrter Kallusanlagerung bis zur Infraktion und der Ausbildung einer manifesten Fraktur sind viele Ausprägungen möglich. Es gibt keine typische Abfolge bestimmter Krankheitsstadien. Die Vielfalt der Erscheinungsbilder ergibt sich aus der Latenz, mit der sie entdeckt werden, und den parallel ablaufenden Regenerationsvorgängen des Knochens.

Besondere Aufmerksamkeit verlangen Streßreaktionen mit **seltenerer Lokalisation** wie an der Handwurzel, am Fersen- und Sprungbein sowie an den Sesambeinen der Großzehe (*Abb. 18*). Bei der Untersuchung sind es der **Palpationsschmerz** sowie die Schwellung, die den Verdacht auf eine Streßreaktion lenken.

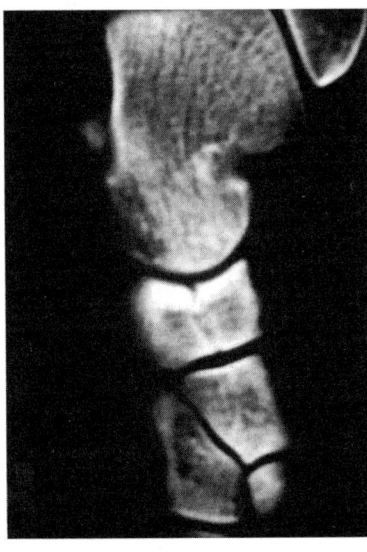

Abb. 18: Streßreaktion/Streßfraktur des Sprungbeins bei einer 20-jährigen Sprinterin.

Apparativ diagnostische Möglichkeiten: Röntgenbild, Röntgenschichtaufnahme, Szintigraphie und Kernspintomographie

Wichtige **diagnostische Methoden** sind die **Röntgenuntersuchung**, die **Röntgenschichtaufnahme** und die **Szintigraphie** sowie in zunehmenden Maße auch die **Kernspintomographie**.

Nach radiologischen Kriterien lassen sich verschiedene Formen von Streßreaktionen finden. Neben **Korticalisverdickung**, **Frakturlinien**, Sklerosierung werden **externe Kallusbildung** mit **periostalen Reaktionen** sowie **Osteonekrosen** unterschieden.

Szintigraphie bietet frühe, aber unspezifische Diagnostik

Eine bekannte Tatsache bei der Diagnosefindung ist die mitunter recht **späte Darstellung** der Streßreaktionen im Röntgenbild, so daß anderen apparativen Methoden, besonders der Szintigraphie, große Bedeutung zukommt. In diesem Zusammenhang ist allerdings auf die **geringe Spezifität** der Szintigraphie hinzuweisen, die zu vielen „falsch-positiven" Befunden führt. So sind Anreicherungen in gelenknahen Knochenabschnitten und in bevorzugt beanspruchten Skelettanteilen häufig zu beobachten, ohne daß eine Streßreaktion vorliegt

Als weitere Untersuchungsmethode wird bei Unklarheiten die **Kernspintomographie** eingesetzt, vor allem wenn in gefährde-

Frakturen

ten Regionen wie am Schenkelhals oder am Os naviculare die weitere Abklärung von **Knochennekrosen** erforderlich ist.

Die Behandlung erfolgt zunächst **konservativ**. Unter Entlastung, gegebenenfalls auch Immobilisation, heilen die meisten Streßfrakturen ab. Bei fehlender Konsolidierung oder Lokalisation in besonders diffizilen Bereichen wie am **Schenkelhals** oder **Os naviculare** können operative Behandlungsmaßnahmen erforderlich werden.

Je nach Lokalisation auch operative Maßnahmen bei Streßfrakturen erforderlich

2.5.5.2 Pathologische Frakturen

Knochentumoren treten häufiger auf als man aufgrund epidemiologischer Daten vermuten könnte. Viele werden erst entdeckt, wenn es bei einem Unfall zu einer **Spontanfraktur** kommt. Besonders im **Wachstumsalter** machen sich auf diese Weise etliche Tumoren bemerkbar, zumal das Prädilektionsalter von gutartigen Knochentumoren in den ersten beiden Lebensjahrzehnten liegt.

Häufigste Tumoren sind das **Osteochondrom**, das **nicht ossifizierende Fibrom** sowie die **fibröse Dysplasie**, die zusammen annähernd 2/3 aller gutartigen Knochentumoren im Wachstumsalter ausmachen. **Hauptlokalisation** dieser Tumoren sind lange und kurze Röhrenknochen, wobei 2/3 aller gutartigen Knochentumoren auf Knie, Becken mit Hüfte und Schulter entfallen. Auch bei den **bösartigen Knochentumoren** stehen diese Regionen mit fast 60 % im Vordergrund, bezüglich der Altersverteilung zeigt sich jedoch eine zweigipflige Verteilung mit Bevorzugung des zweiten und des sechsten Lebensjahrzehnts.

Generell ist bei der Altersverteilung von **pathologischen Frakturen** zu berücksichtigen, daß auch andere Knochenerkrankungen wie Osteoporose und Osteomalacie Ursache von Frakturen sein können, wobei die **Altersosteoporose** wegen ihres häufigen Vorkommens von besonderer Bedeutung ist.

Gutartige Knochentumoren in den ersten beiden Lebensjahrzehnten am häufigsten

Häufigste gutartige Knochentumoren im Wachstumsalter: Osteochondrom, nicht ossifizierendes Fibrom, fibröse Dysplasie

2.5.5.3 Osteoporose und Fraktur

Definitionsgemäß ist die Osteoporose eine Systemerkrankung des Skeletts mit verminderter Knochenmasse und Verschlechterung der Mikroarchitektur des Knochengewebes mit erhöhtem Frakturrisiko.

Das Ausmaß der Osteoporose kann durch eine **Knochendichtemessung** quantifiziert werden. Als Meßmethoden dienen die **Computertomographie** sowie die **Dualphotonenabsorptiometrie**, in jüngster Zeit wird auch mittels **Ultraschallmessung** des Fersenbeins die Knochendichte ermittelt. Eine Osteoporose liegt vor, wenn die Knochendichte 2,5 Standardabweichungen unter der altersentsprechenden Norm liegt (siehe auch *Abb. 15*, S. 27).

Die Osteoporose zeigt eine deutlich **altersabhängige und geschlechtsabhängige Prävalenz**. Zu 80 % sind Frauen betroffen – nach dem sechzigsten Lebensjahr läßt sich bei jeder dritten bis vierten Frau eine Osteoporose nachweisen. Neben dem klinischen Erscheinungsbild mit Schmerzen, schneller Ermüdbarkeit und Funktionsverlust ist es die erhöhte Frakturanfälligkeit, die diese Krankheit letztlich so komplikationsreich macht. An **osteoporotischen Schenkelhalsfrakturen** werden in Deutschland derzeit etwa 70.000 pro Jahr registriert. Weiter steigende Lebenserwartung vorausgesetzt, sind für das Jahr 2030 knapp 100.000 Femurfrakturen zu erwarten. Rechnet man die Zahl der übrigen osteoporotischen Frakturen an den Extremitäten wie die Radius- und die Oberarmfraktur sowie die häufigen Wirbelfrakturen hinzu, so kann man von mehreren hunderttausend Frakturen jährlich ausgehen, die als Folge einer Osteoporose auftreten.

Während sich die **primäre Osteoporose** parallel zur altersabhängigen Abnahme der Knochendichte entwickelt, was die Abgrenzung mitunter erschwert, tritt die **sekundäre Osteoporose** je nach Ursache wesentlich früher auf. Der Anteil der Männer ist hierbei im Vergleich zur primären Osteoporose deutlich höher. Neben anderen Grunderkrankungen, die mit einer Osteopo-rose einhergehen, wie Tumoren, Nieren- und Darmerkrankungen, gibt es etliche **Risikofaktoren** wie **Alkohol- und Drogenmißbrauch** sowie **Medikamentennebenwirkungen**, die eine ge-neralisierte Osteoporose verursachen können.

Auch die **Immobilisationsosteoporose** gilt als sekundäre Osteoporose. Sie tritt nach längerer krankheits- oder operationsbedingter Immobilisierung auf, entweder generalisiert oder nur auf eine Extremität beschränkt. Diese Tatsache bedarf besonders in der Rehabilitationsphase mit beginnender Gewichtsbela-stung nach Operationen oder Frakturen besonderer Aufmerksamkeit (siehe Kap. 2.5.6.5).

Osteoporose betrifft zu 80 % Frauen

Mehrere 100.000 Frakturen jährlich durch Osteoporose verursacht

Sekundäre Osteoporose je nach Ursache schon bei jungen Erwachsenen

2.5.6 Die Fraktur als Sportverletzung

Frakturen gelten unter den Sportverletzungen als besonders schwerwiegend, da sie zusammen mit Gelenkluxationen ca. 2/3 aller **Sportinvaliditätsfälle** ausmachen. Dies drückt sich auch in dem hohen Anteil notwendiger Krankenhausbehandlungen aus: Der Hälfte aller stationär behandelten Sportverletzungen liegt eine Fraktur zugrunde.

Das Vorkommen von Frakturen im Sport hängt von der Altersgruppe, der Sportart, der Leistungsstufe und einigen anderen Faktoren ab, wobei das Alter sich als besonderer Risikofaktor herausstellt (*Abb. 19*).

Bei den unter 10jährigen ist der Anteil der Frakturen an den Sportverletzungen fast 4-5 mal so hoch wie in der Gruppe der

50 % aller Krankenhausbehandlungen bei Sportverletzungen gehen auf Frakturen zurück

Frakturanteil bei Kindern und Älteren am höchsten

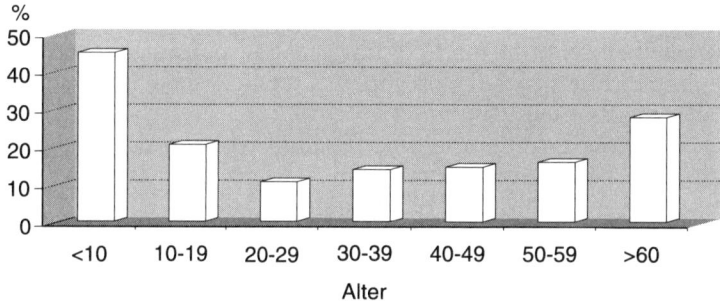

Abb. 19: Frakturanteil bei Sportverletzungen in verschiedenen Altersgruppen.

20-50jährigen. In den höheren Altersgruppen nimmt der Frakturanteil wieder zu und ist hier etwa dreimal so hoch wie in der mittleren Altersgruppe.

Als Ursache für diese Verteilung kommen mehrere Faktoren in Frage. Zum einen ist die **Knochenfestigkeit** beim kindlichen Skelett und im höherem Alter niedriger als beim Erwachsenen mittleren Alters. Auch sind es die je nach Altersgruppen unterschiedlich bevorzugten Sportdisziplinen, die hier eine Rolle spielen, ebenso altersspezifische Unterschiede, die die **Intensität der Sportausübung**, das **Risikoverhalten** und **motorische Eigenschaften** des gesamten Bewegungssystems betreffen.

Frakturen kommen in den jeweiligen Sportarten mit unterschiedlicher Häufigkeit vor. 15 % aller Verletzungen im Sport sind Frakturen. Bei Sportstudierenden liegt dieser Anteil mit 6 %

15 % aller Verletzungen im Sport sind Frakturen

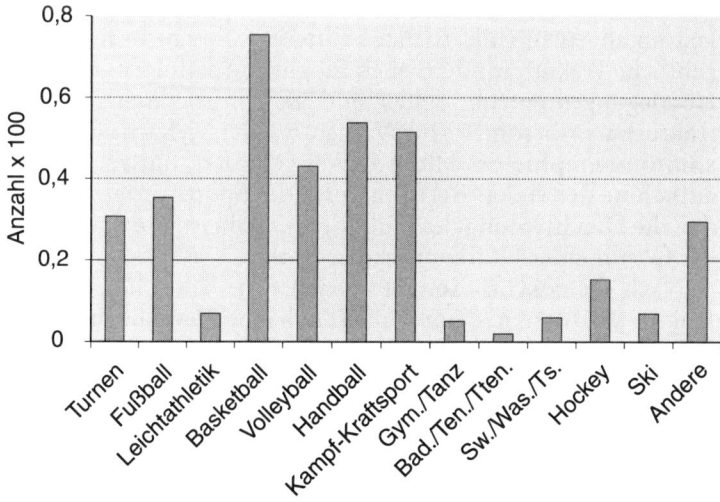

Abb. 20: Frakturen in verschiedenen Sportarten bei Sportstudierenden. Auswertung von 372 Frakturen.

deutlich niedriger. Hierbei finden sich die meisten Frakturen beim Basketball. Nimmt man die übrigen Ballsportarten sowie Turnen und Kampf-Kraftsport hinzu, so stellen diese Sportarten ¾ aller registrierten Frakturen (*Abb. 20*).

Auch die Lokalisation einer Fraktur wird von der jeweiligen Sportart bestimmt. So sind beim Skisport die Frakturen überwiegend an den unteren Extremitäten lokalisiert, während beim Basketball vornehmlich Hand und Finger betroffen sind.

Ebenso spielt das Alter bei der Lokalisation eine Rolle: Kinder erleiden im Sport zwei- bis viermal häufiger Frakturen der oberen als der unteren Extremitäten.

2.5.6.1 Sportmöglichkeit nach Frakturen

Von besonderem Interesse ist für den Sportler nach Verletzungen und speziell nach Frakturen die Frage nach dem **Belastungsbeginn**, nach **Wiederbeginn von Alltagsverrichtungen** und insbesondere nach der **Wiederaufnahme des Sports**.

Sportfähigkeit erst bei freier Funktion des Gelenkes und der Wiederherstellung der Muskelfunktion

Grundsätzlich ist davon auszugehen, daß in der ersten Phase der **Rehabilitation** zunächst die **Mobilisation** der angrenzenden Gelenke erfolgt und die Muskulatur wieder auftrainiert wird. Erst bei voller Beweglichkeit der Gelenke und vollständig wieder hergestellter Muskelfunktion ist volle Sportfähigkeit gegeben.

Nach komplizierten Gelenkfrakturen oder wenn Defekte und Achsfehler verbleiben, ist ebenso wie bei noch bestehenden Funktionseinschränkungen im Einzelfall zu prüfen, **welche Sportdisziplinen in welchem Umfang** noch ausgeübt werden können.

Nach Frakturen der unteren Extremitäten wird die Sportfähigkeit im allgemeinen kritischer beurteilt, wobei nicht nur die eigentliche Fraktur, sondern auch mögliche Spätfolgen mit in die Überlegungen einzubeziehen sind. So wird bei **Schenkelhalsfrakturen**, insbesondere im Wachstumsalter, vielfach eine **Kernspintomographie** des Hüftgelenkes gefordert, um vor Wiederaufnahme der vollen Belastung und des Sports sicherzustellen, daß die Durchblutung des Hüftkopfes intakt ist und damit nicht die Gefahr einer Hüftkopfnekrose droht.

Nach Osteosynthesen ist zunächst die Konsolidierung der Fraktur abzuwarten, dann schließt sich eine **Phase beginnender Belastung** an, und erst bei freier Funktion der angrenzenden Gelenke ist **Sportbeginn** möglich. Gerade im Bereich der unteren Extremitäten ist auf völlige **Wiederherstellung der gelenkstabilisierenden Muskulatur** zu achten. Im besonderen Maße gilt dies für das Kniegelenk, das ohne den Schutz der aktiven muskulären Stabilisatoren bei sportlicher Belastung besonders gefährdet ist.

Ein wesentlicher Gesichtspunkt bei der Frage der Wiederaufnahme der sportlichen Belastung ist auch der Ausschluß einer **pathologischen Fraktur**, die beispielsweise im Zusammenhang mit einem gutartigen Knochentumor auftritt und dann zunächst jede weitere übermäßige Belastung ausschließt, bevor nicht der Tumor komplett entfernt ist.

Ausschluß pathologischer Frakturen

Generell gilt, daß nach operativer Behandlung einer Fraktur die Wiederaufnahme des Sports von der **Konsolidierung der Fraktur** und nicht von der Qualität der Osteosynthese abhängig zu machen ist. Auch nach **Metallentfernung** ist zunächst von verminderter Knochenfestigkeit auszugehen, die aus den **knöchernen Substanzdefekten** nach Entfernung von Schrauben und anderem Osteosynthesematerial resultiert, so daß die Wiederaufnahme des Sports erst in einem zeitlichen Abstand – am besten nach vorheriger Röntgenkontrolle – erfolgen sollte.

Nach Metallentfernung auch bei Frakturkonsolidierung keine sofortige Sportfähigkeit

Ein weiterer Gesichtspunkt ist die Verminderung der **Knochendichte**, die sich nach Frakturen und nach Osteosynthesen im betroffenen Extremitätenabschnitt einstellt und noch Jahre nach Wiederaufnahme der Belastung nachweisbar ist. Auch bei Kindern wurden solche Knochendichteminderungen speziell im Bereich der unteren Extremitäten beobachtet, was zumindest bei Extrembelastungen in die Überlegungen zur **Sportfähigkeit** einfließen sollte.

Verminderte Knochendichte nach Frakturen

2.5.6.2 Unterstützende Maßnahmen zur Frakturheilung

Eine **verzögerte Frakturheilung** kann die Folge einer falschen Behandlung oder Nachbehandlung sein. So wirken sich **Manipulation, Bewegungsübungen** oder **verfrühte Belastungen** ungünstig auf die Frakturheilung aus. Auch gibt es typische Frakturen, wie die **Kahnbeinfraktur** an der Hand und die **Schenkelhalsfraktur**, bei denen die Heilungstendenz von vornherein als kritisch anzusehen ist.

Spontane Frakturheilung an Kahnbein und Schenkelhals besonders gefährdet

Verschiedene Methoden, die Frakturheilung zu stimulieren und zu optimieren, stehen zur Verfügung:

1. Biologische Methoden
   a) Knochentransplantation
   b) Knochenstimulierende Implantate
   c) Wachstumsfaktoren
      – lokal
      – systemisch

2. Mechanische und biophysikalische Stimulation
   a) mechanisch
   b) elektrisch
   c) Ultraschall

Verschiedene Methoden zur Unterstützung der Frakturheilung

Mechanische Gewebsbeanspruchung Grundlage der Kausalhistogenese

Der **Einfluß mechanischer Belastung** auf die Frakturheilung ist bekannt: **Instabilität** verzögert die Bruchheilung, **kontrollierte Mikrobewegung** kann das Knochenwachstum fördern. Auch scheint die **Gewichtsbelastung** im gewissen Maße zur Ausbildung von Geflechtknochen und damit zur Frakturheilung beizutragen.

Der Knochenbildung durch mechanische Beanspruchung in Form von Druck, Zug und Schub liegt die sogenannte Kausalhistogenese zugrunde. Danach entsteht durch Druck aus mesenchymalem Bindegewebe Knorpel und durch Zug sehniges Material. Das Knorpelgewebe differenziert sich bei guter **Vaskularisation** über chondrale Ossifikation weiter zu Geflechtknochen (*Abb. 21*).

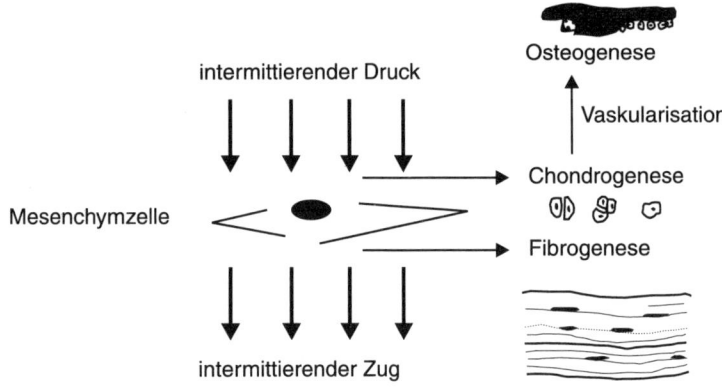

Abb. 21: Differenzierung der Mesenchymzellen in Abhängigkeit von der jeweiligen Beanspruchung.

Funktionelle Frakturbehandlung nur für bestimmte Frakturformen geeignet

Daraus leitet sich die Bedeutung von axialer **Belastung** und **Mikrobewegung** im Frakturspalt für die Frakturheilung ab. Darauf basieren einige Behandlungsverfahren, die man auch als **funktionelle Frakturbehandlung** bezeichnen kann, die sich aber nicht für jede Fraktur und jede Lokalisation eignen. Bewährt hat sich die funktionelle Frakturbehandlung besonders bei einigen Formen der **Unterschenkelfraktur**. Da die Tibia hier mit ihrer medialen Kante ohne Weichteilabdeckung unmittelbar unter der Haut liegt, kann sie mit einer speziellen **Orthese** oder einen „Stulpengips" gut geschient werden. Dadurch kann eine Verschiebung der Fragmente wirksam vermieden und dort die Deviation und Schubbelastung weitgehend eliminiert werden, so daß bei Belastung auf die Frakturenden reine **Druckkräfte** einwirken.

Knochenwachstum wird auch durch elektrische Felder beeinflußt. Schon seit langem ist bekannt, daß bei direktem Anlegen eines Gleichstroms an den Knochen an beiden Polen unterschiedliche Reaktionen auftreten. An der Kathode kommt es zu **Knochenneubildung**, während es in der Umgebung der Anode zur Auflösung von Knochen kommt. Dies wird auf elektrolytische Prozesse zurückgeführt, wobei die Natriumanreicherung unter der Kathode zusammen mit dem basischen Milieu die Kallusbildung stimuliert. Aus Tierexperimenten ist bekannt, daß durch Anwendung **sinusförmiger Wechselspannungen** niedriger Frequenz das Knochenwachstum ebenfalls angeregt werden kann.

Stimulation des Knochenwachstums durch elektrischen Strom

Die Effekte mechanischer Belastung und elektrischer Felder auf das Knochenwachstum sind über das Prinzip der piezo- oder druckelektrischen Polarisation aneinander gekoppelt. Jede äußere Krafteinwirkung und dadurch hervorgerufene Belastungsänderung bewirkt eine Störung der **intramolekularen elektrischen Felder,** die als Summenpotential an der Knochenoberfläche gemessen werden können.

Prinzip des piezoelektrischen Effektes

Neben der Stimulation der **Knochenneubildung** werden als weitere günstige Effekte von elektromagnetischen Feldern eine Durchblutungssteigerung sowie eine erhöhte Bindegewebssyntheserate beschrieben.

In den letzten Jahren sind einige vielversprechende Methoden wie die **Magnetfeldtherapie**, die **Elektrotherapie** und die **Stoßwellentherapie** zur Stimulation der Osteogenese entwickelt worden, die auf den beschriebenen biophysikalischen Prinzipien beruhen. Eine endgültige Bewertung dieser Methoden, ihrer Effizienz, ihrer speziellen Einsatzbereiche und ihrer möglichen biologischen Nebenwirkungen steht derzeit noch aus.

2.5.6.3 Physiologische Adaptation des Knochens unter Belastung

Unter Dauerbelastung kommt es zu einer **Adaptation** des Knochengewebes, die sich in Form- und Strukturanpassung sowohl von Korticalis als auch von Spongiosa ausdrückt. Neben einer nachweisbaren Zunahme der Knochendichte paßt sich der Knochen auch in seinen geometrischen Abmessungen einer gesteigerten Belastung an. Dies zeigt sich beispielsweise bei einseitigen Belastungen von **Tennisspielern**, die neben einer muskulären **Hypertrophie** der Schlagarmseite auch eine im Röntgenbild deutlich nachweisbare stärkere Dimensionierung des knöchernen Armskelettes aufweisen.

Da die mechanischen Eigenschaften, insbesondere die **Bruchfestigkeit** des Knochens, sowohl von seiner Dichte als auch seinen Abmessungen abhängen, wird der Knochen durch die eintretenden Veränderungen auch mechanisch belastbarer.

Für die Gesamtbeanspruchung eines Knochenabschnitts sind nicht nur äußere Kräfte, sondern auch **Muskelkräfte** maßgebend. Diese können beispielsweise **Biegebeanspruchungen**, die durch äußere Kräfte am Knochen entstehen, reduzieren oder aufheben. Dies führt allerdings auch zu einer erhöhten **Druckbelastung**, was wiederum die Gefahr einer Kompressionsfraktur bedeutet. Aber auch ohne Einwirkung äußerer Kräfte können durch alleinige Muskelkontraktionen Frakturen ausgelöst werden. Beispielsweise werden bei tetanischen Muskelkrämpfen, wie sie bei **epileptischen Anfällen** vorkommen, Frakturen an Extremitäten und Wirbelsäule beobachtet.

Frakturen nur durch Muskelkraft möglich

Wie erwähnt, läßt sich durch verstärkte Beanspruchung die Festigkeit und Belastbarkeit des Knochens erhöhen. Dieses Prinzip ist eine der Grundlagen für die Anwendung von Trainings- und Sporttherapie bei Knochenerkrankungen wie der Osteoporose, die mit einer verminderten Knochenfestigkeit einhergeht. Durch vermehrte körperliche Belastung und gezielte sportliche Betätigung kann eine **Adaptation** des Knochengewebes angeregt werden. Darüber hinaus sind aber mit einer solchen Therapie alle Formen der **motorischen Beanspruchung** wie Beweglichkeit, Koordination, Ausdauer, Kraft und Schnelligkeit angesprochen, was speziell bei dem Krankheitsbild der Osteoporose von großer praktischer Bedeutung ist, da Defizite in diesen Bereichen eindeutig das Frakturrisiko erhöhen (siehe Kap. 2.5.6.5).

Sport- und Trainingstherapie bei Osteoporose

2.5.6.4 Bewegung und Belastung in einem ganzheitlichen Therapiekonzept bei Frakturen

Wie bei allen Erkrankungen und Verletzungen so ist auch bei einer Fraktur von einem **Symptomkomplex** auszugehen. Zwar steht die Fraktur stets im Mittelpunkt aller therapeutischen Bemühungen und stellt je nach Lokalisation und Grad hohe Ansprüche an die Behandlung, besonders wenn operative Maßnahmen erforderlich werden. Die Berücksichtigung der begleitenden Symptome ist jedoch mitentscheidend für den Erfolg der Behandlung und in besonderem Maße für die Vermeidung von **Komplikationen** und **Folgeerkrankungen**.

Symptomkomplex bei jeder Verletzung oder Erkrankung

Bei einer **peripheren Schmerzreizung**, ausgelöst beispielsweise durch eine Verletzung, wird die Schmerzempfindung über Schmerzrezeptoren und Afferenzen zum Rückenmark geleitet. Von dort geht die Information über die Hinterwurzeln auf der gleichen Segmenthöhe zum Vorderhorn und weiter zentralwärts bis zur Hirnrinde. Hier wird der **Schmerz** registriert und löst weitere **psychische Reaktionen** wie Adynamie und Depressionen aus.

Psychische Begleitreaktion

Ein Teil der Impulse wird direkt auf die Vorderwurzeln desselben Segmentes umgeschaltet. Damit werden **motorische Reaktionen** ausgelöst, aber auch Reaktionen des **vegetativen Nervensystems** wie vermehrte Schweißbildung und Engstellung der Blutgefäße.

Vegetative Reaktionen

Eine weitere Verschaltung bezieht Nachbarsegmente der **Gegenseite** ein, so daß zunehmend größere Regionen von dem Krankheitsgeschehen erfaßt werden.

Aus diesen Begleitreaktionen können sich **Komplikationen** und auch **Folgeerkrankungen** entwickeln. Ein typisches Beispiel dafür ist der **Morbus SUDECK** (s. Kap. 2.5.4.9, S. 39), der auf einer neurovaskulären Störung nach einer Fraktur oder Operation beruht. Diese Erkrankung nimmt in der Regel einen chronischen Verlauf. Auch lange nach Abheilung der Fraktur verbleiben noch Folgeerscheinungen, die mit erheblichen Behinderungen und einer Funktionseinbuße der betroffenen Gliedmaßen einhergehen.

Neurovaskuläre Erkrankung nach Frakturen: Morbus SUDECK

Hier bieten sich Ansatzpunkte für eine **begleitende Bewegungstherapie**. So können die überschießenden motorischen Impulse, die zu sekundären Muskelspasmen führen, aber auch die **vegetative Begleitsymptomatik** gezielt angegangen werden und in späteren Stadien, wenn Kontrakturen und Funktionseinschränkungen im Vordergrund stehen, ist die Bewegungstherapie wesentlicher Bestandteil des Behandlungskonzeptes.

Bewegungstherapie zur Behandlung der Begleitsymptomatik

Auch im Rahmen der **Thromboseprophylaxe** spielt die Bewegungstherapie eine wichtige Rolle. Sowohl Frühmobilisation als auch aktive und passive Bewegungsübungen bewirken eine Erhöhung der **Strömungsgeschwindigkeit** in den Beinvenen und führen zu einer deutlichen Reduktion der Thromboserate.

Frühmobilisierung als wichtige Maßnahme der Thromboseprophylaxe

Verzögerte Knochenbruchheilung und die Entstehung von Pseudarthrosen werden in einigen Fällen auf einen verzögerten Beginn der Gewichtsbelastung zurückgeführt. Dies gilt allerdings nicht für alle Frakturen, da vielfach erst durch strikte Immobilisierung eine Konsolidierung erreicht wird. Speziell bei einigen Formen von Unterschenkelbrüchen gilt die **funktionelle Therapie** mit frühzeitiger Belastung in einem speziellen Gips oder Brace als optimale Therapie, die zu einer frühzeitigen Knochenbruchheilung führt.

Funktionelle Therapie von Frakturen nur bei spezieller Indikation

Die im Gefolge einer Fraktur auftretende **Osteoporose** der betroffenen Extremität kann Indikation für eine nachfolgende intensive **Bewegungs- und Trainingstherapie** sein. Osteoporosen werden nach Frakturen der **Tibia**, des **Femur**, aber auch nach **Osteotomien** beobachtet, ebenso auch nach Frakturen der oberen Extremitäten. Der metaphysäre Knochenverlust kann dabei bis zu 30 % betragen und noch Jahre später bestehen, wenn Muskelkraft und -umfang längst wiederhergestellt sind. Auch bei Kindern sind solche lokalen Osteoporosen nach Frakturen beobachtet worden, wobei die prognostische Bedeutung, d. h. die damit verbundenen Risiken für spätere Verletzungen, noch wenig erforscht ist.

Osteoporose nach Frakturen auch Indikation für Bewegungs- und Sporttherapie

Bis zu 30 % lokaler Knochenverlust nach Frakturen auch noch nach einem Jahr

Die Bewegungs- und Sporttherapie hat einen festen Platz in der Rehabilitation nach Knochenverletzungen und Frakturen bei der Wiederherstellung der **Gelenkfunktion**, beim **Wiederauf-**

Bewegungs- und Sporttherapie in der Gesamtrehabilitation

bau der Muskulatur, bei der Wiederherstellung der Funktion der betroffenen Extremität und besonders der **Gesamtrehabilitation** des Patienten. Intensität und Einsatz verschiedener Therapiemaßnahmen hängen dabei vom individuellen Leistungsanspruch ab, aber auch von noch bestehenden strukturellen Defiziten und Defekten, so daß sie zusammen mit medizinischen Therapeuten für jeden Einzelfall festzulegen sind.

2.5.6.5 Osteoporose und Sport – Risiko und Ressource

Körperliche Aktivität und Sport wirken sich positiv auf **Knochendichte** und **Knochenfestigkeit** aus. Demgegenüber ist von Immobilität und Nichtbelastung ein nachteiliger Effekt zu erwarten. Dennoch kann man nicht von einer generellen Wirksamkeit körperlicher Belastung auf die Knochendichte des Gesamtskeletts ausgehen, vielmehr scheint der Einfluß auf die **beanspruchten Regionen** beschränkt.

Bezüglich der schwerwiegendsten Komplikation der Osteoporose, der **Schenkelhalsfraktur**, müssen die in Frage kommenden präventiven Maßnahmen weiter überdacht werden. Zwar wird die mechanische Festigkeit des Schenkelhalses wesentlich von der **Knochendichte** mitbestimmt. Dennoch sind bei einer real auftretenden Fraktur zahlreiche andere Faktoren zu berücksichtigen. So läßt sich errechnen, daß die Energie, die benötigt wird, um einen isolierten Femurknochen zu brechen, nur ein Bruchteil der Energie beträgt, die während eines typischen Sturzes auf die Hüfte auftritt. Dies macht deutlich, daß zusätzliche Faktoren bei der Entstehung oder aber Verhütung einer Schenkelhalsfraktur wirksam sein müssen.

Osteoporose + Defizite des motorischen Systems = typische osteoporotische Fraktur

Diese Faktoren werden in hohem Maße auch von Defiziten bestimmt, die das gesamte **motorische System** umfassen. So gelten Muskelschwäche an Oberarm- und Beinmuskulatur, Koordinationsschwäche, Gangverlangsamung, fehlende regelmäßige tägliche Belastung und **Bewegungsmangel** sowie **sensorische Defizite** und Folgeerscheinungen anderer Grunderkrankungen als nachweisliche Risiken für das Auftreten von Schenkelhalsfrakturen. Den bekannten Zielparametern des körperlichen Trainings – der Koordination, der Beweglichkeit, der Ausdauer, der Reaktionsschnelligkeit und auch der Kraft – kommt damit besondere Bedeutung zu.

Individueller Einsatz der Sporttherapie bei Osteoporose

Sowohl in der **Primärprävention** bei Gesunden als auch bei bereits vorliegender Osteoporose mit oder ohne Fraktur ist die geeignete Form der Sporttherapie nach dem **sportartspezifischen Risiko** auszuwählen, ebenso sollte auch die **individuelle Bevorzugung** bestimmter Sportarten berücksichtigt werden. Der durch die bestehende Osteoporose verminderten Belastbarkeit des Bewegungssystems ist in jedem Fall Rechnung zu tragen.

Sporttherapie bei Älteren setzt Motivation und Bereitschaft zu sportlicher Aktivität voraus. Bei der Zielgruppe, bei der Sport als **gesundheitsfördernde Maßnahme** im Hinblick auf eine Osteoporose angewendet werden soll, ist zu bedenken, daß in diesem Alter vor allem Frauen kaum noch Sport betreiben. Der Anteil der über 50jährigen, die sich noch sportlich belasten, wird auf höchstens 20 % geschätzt. Insofern ist es wichtig, zunächst einmal die **Bereitschaft zu sportlicher Aktivität** in der entsprechenden Altersgruppe zu wecken und zu fördern.

Nur 20 % der über 50jährigen treiben regelmäßig Sport

Dabei geht die Vorliebe älterer Menschen für bestimmte Sportarten nicht unbedingt konform mit **typischen Gesundheitsrisiken,** die in höherem Alter bestehen.

So treten beim **Golfspiel,** einer Sportart, die gerade von Älteren in zunehmendem Maße betrieben wird, aufgrund der sportartspezifischen Belastung **Wirbelfrakturen** auf, bei deren Entstehung die altersabhängige Osteoporose als entscheidender Risikofaktor angesehen wird.

In den letzten Jahren sind etliche Sportarten bezüglich ihres positiven Effektes auf die Knochendichte herausgestellt worden. Viele der zugrundeliegenden Studien stützen sich allerdings auf vergleichende Querschnittsuntersuchungen, bei denen Verfälschungen durch Selektion nicht auszuschließen sind.

Geringe Zunahme der Knochendichte nur bei bestimmten Sportarten in prospektiven Studien nachgewiesen

Bei **Kraft- und Spielsportlern** fanden sich sowohl an der Lendenwirbelsäule als auch am Femur deutlich höhere Knochendichtewerte, während Radsportler, Langstreckenläufer und Triathleten im Vergleich zu Nichtsportlern kaum höhere Knochendichtewerte aufwiesen.

Schwimmen gilt als eine der wichtigsten Disziplinen in der Sport- und Bewegungstherapie. Obwohl wesentliche Auswirkungen auf die Knochendichte nicht zu erwarten sind, wurde dennoch ein positiver Effekt besonders bei männlichen Schwimmern nachgewiesen.

In prospektiven Studien läßt sich eine Zunahme der Knochendichte durch Sport- und Trainingstherapie bei Erwachsenen und Älteren kaum oder nur in geringem Umfang nachweisen. Die Verbesserung der Knochendichte beträgt nur wenige Prozent. Dabei ist zu bedenken, daß diese geringen Effekte nur bei **Beibehaltung des Trainings** konserviert werden können. Somit ist das Hauptziel der Sport- und Trainingstherapie die Verbesserung der allgemeinen motorischen Grundfunktionen im Sinne der **Sturz- und Frakturprophylaxe.**

Dauereffekt nur bei Beibehaltung des Trainings zu erwarten

2.6 Überprüfungsfragen zu Kap. 2

1. Welche zellulären Elemente finden sich im Knochen?
2. In welchem Alter wird die maximale Knochenmasse erreicht?
3. Was besagt das WOLFFsche Gesetz der Knochentransformation?
4. In welchem Alter sind knöcherne Fehlstellungen am ehesten spontan korrigierbar?
5. Wie hoch ist der normale tägliche Calciumbedarf?
6. Was versteht man unter Belastung und mechanischer Beanspruchung?
7. Wie nennt man das Wirkprinzip, mit dem die Muskulatur exzentrische Beanspruchung des Knochens in konzentrische umformt?
8. Welche Sonderformen von Frakturen gibt es?
9. Welche Begleitstrukturen können bei Frakturen mitverletzt sein?
10. Was sind die Grundprinzipien der Frakturbehandlung?
11. Was versteht man unter frühfunktioneller Behandlung?
12. Was entsteht, wenn bei einer Fraktur die Umwandlung von bindegewebigen in knöchernen Kallus unterbleibt?
13. Warum ist die tiefe Beinvenenthrombose nach Frakturen so gefürchtet?
14. Was ist der Morbus SUDECK?
15. Wie entsteht ein Kompartmentsyndrom?
16. Warum spricht man eher von Streßreaktion als von Streßfraktur?
17. Bei welchen Sportarten treten Streßreaktionen an den oberen Extremitäten auf?
18. Welche apparativen Untersuchungsverfahren können zur Abklärung von Streßreaktionen eingesetzt werden?
19. Welches ist die gefürchtetste Fraktur bei der Osteoporose?
20. In welchen Altersstufen treten Frakturen als Sportverletzungen bevorzugt auf?
21. An welchen Knochen ist die spontane Frakturheilung besonders gefährdet?
22. Wie drückt sich die physiologische Adaptation des Knochens unter Belastung aus?
23. Welche Begleitreaktionen gibt es bei einer Fraktur?
24. In welchem Alter treten gutartige Knochentumoren am häufigsten auf?
25. Was sind die Ziele der Sport- und Trainingstherapie bei der Osteoporose?

3 Gelenke

3.1 Aufbau und Funktion der Gelenke

Die Körperbewegungen werden durch Gelenke ermöglicht. Deren Aufbau ist prinzipiell gleichartig, aber je nach Funktion können die am Aufbau eines Gelenkes beteiligten Strukturen sehr unterschiedlich ausgebildet sein (*Abb. 22*).

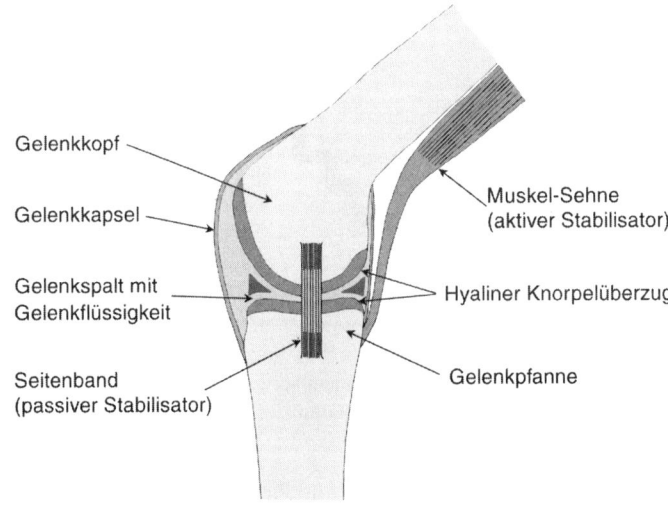

Abb. 22: Schematische Darstellung der am Gelenk beteiligten Strukturen.

Je nach Freiheitsgrad oder Bewegungsrichtung kann man verschiedene Gelenktypen unterscheiden:
    Im **Kugelgelenk** sind Bewegungen in drei Ebenen möglich. Große Gelenke dieses Typs sind das Schulter- und das Hüftgelenk.
    Ein Gelenk mit Bewegungsmöglichkeiten in zwei Ebenen ist ein **Sattelgelenk**. Die Verbindung zwischen erstem Mittelhandknochen und der Handwurzel, das Daumensattelgelenk, ist ein Beispiel für einen solchen Gelenktyp.
    Scharniergelenke erlauben in der Regel nur Bewegungen in einer Ebene, z. B. Dorsalextension und Plantarflexion beim oberen Sprunggelenk.

Kugelgelenk, Sattelgelenk, Scharniergelenk

Daneben gibt es auch **zusammengesetzte Gelenke** wie das Ellenbogengelenk, in dem nicht nur Extensions-Flexionsbewegungen, sondern auch Dreh- und Umwendbewegungen möglich sind.

Die meisten Gelenkbewegungen sind Komplexbewegungen in mehreren Bewegungsebenen

Diese Einteilung ist allerdings sehr schematisch. Bei genauer Betrachtung der funktionellen Anatomie stellen sich die auf den ersten Blick einfach erscheinenden Gelenkfunktionen, wie z. B. die Flexions-Extensionsbewegung des oberen Sprunggelenks, als **Komplexbewegungen** dar, die mehrere Bewegungskomponenten in verschiedenen Ebenen aufweisen (*Abb. 23*). So ist die Plantarflexion mit einer geringgradigen Innenrotation des Talus verbunden, während es bei Dorsalextenison zu einer deutlicheren Außenrotation kommt.

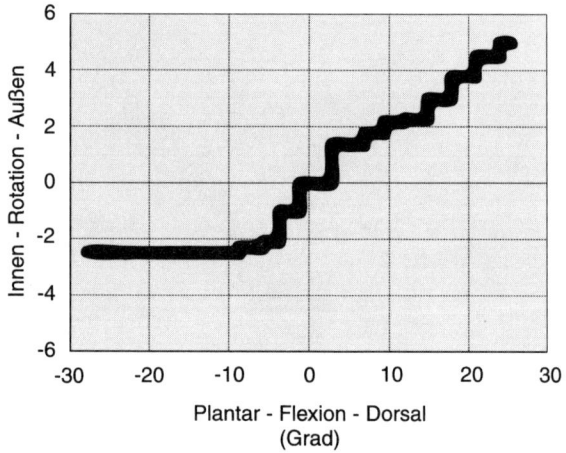

Abb. 23: Talusrotation bei Dorsal- und Plantarflexion des Sprunggelenkes.

3.1.1 Gelenkknorpel

Der **hyaline Gelenkknorpel** ist neben Faserknorpel und elastischem Knorpel einer von drei Knorpelarten, die im menschlichen Körper vorkommen.

Das hyaline Gelenkknorpelgewebe besteht aus

Hoher Wassergehalt duch Bindungskapazität der Mukopolysaccharide

Knorpelzellen	5 %
Mukopolysacchariden	15 %
Kollagenfasern	15 %
Wasser	65 %

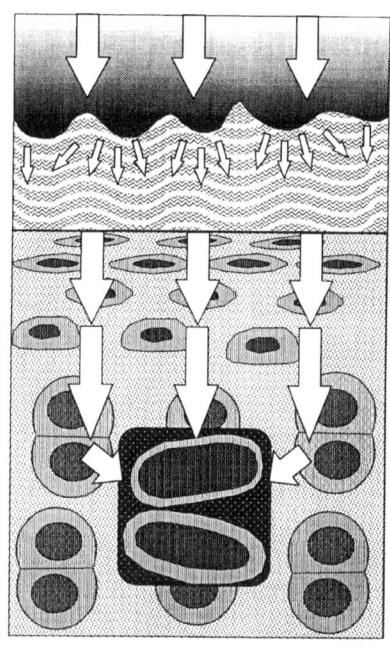

Abb. 24: Hyaliner Gelenkknorpel mit Chondrozyten, Gelenkspalt und synovialer Schicht der Gelenkkapsel.

Die Zellen und Strukturen des Knorpels zeigen einen typischen histologischen Aufbau (*Abb. 24*).

Die **Chondrozyten** oder Knorpelzellen weisen mit den sie umgebenden Höfen eine charakteristische Form auf. Sie liegen in einer **Grundsubstanz**, die aus **Mukopolysacchariden** besteht und von **Kollagenfasern** durchzogen wird.

An der Oberfläche des Knorpels ist der Verlauf dieser Fasern **parallel**, die Zellen sind **abgeflacht**, zum Knochen hin sind die Fasern vertikal ausgerichtet und die Knorpelzellen sind oval oder rund und **in Gruppen angeordnet**. Die Verbindung zum Knochengewebe wird über eine Schicht **verkalkten Knorpels** hergestellt, der unmittelbar an der subchondralen Knochenlamelle ansetzt.

Der hyaline Gelenkknorpel weist weder **Blutgefäße** noch **Nervenfasern** auf. Die Ernährung des Knorpels erfolgt über die **Synovia**, die ein Ultrafiltrat des Blutplasmas darstellt, das keine Erythrozyten enthält; der Stoffwechsel der Chondrozyten ist somit anaerob. Die Synovia wird von der Synovialis der Gelenkkapsel (s. u.) produziert und durch die Gelenkbewegung in den Knorpel eingewalkt. Da Knorpel ein sehr *bradytrophes Gewebe* ist, ist diese Form der Versorgung ausreichend, obwohl die **Transitstrecke** der Nährstoffe von der Synovialis über die Synovia bis zur Knorpelzelle beträchtlich lang und damit störanfällig ist.

Hyaliner Knorpel ohne Blutgefäße und Nerven

Stoffwechsel der Chondrozyten anaerob

Chondrozyten nach Wachstumsabschluß nicht teilungsfähig

Chondrozyten werden während des Wachstums angelegt und können in späteren Lebensphasen nicht mehr ersetzt werden. Defekte des hyalinen Knorpels können somit nur durch **Grundsubstanz** mit **Kollagenfasern** ausgefüllt werden. Eine andere Möglichkeit ist gegeben, wenn der Defekt bis zum **subchondralen Knochen** reicht und die darunterliegende subchondrale Spongiosa mit ihren Blutgefäßen eröffnet ist. Die eintretenden Bindegewebszellen sind in der Lage, nach Umwandlung **Faserknorpel** nachzubilden. Diesen Effekt macht man sich auch durch **Anbohren des subchondralen Knochens** bei der operativen Behandlung von tiefreichenden Knorpeldefekten zunutze (siehe Kap. 3.7.1).

Die **Gelenkkapsel** schottet den Gelenkraum nach außen ab. Sie besteht aus straffem faserreichen Bindegewebe und trägt auf der Innenseite die **Synovialis**, die den Gelenkinnenraum auskleidet. Die von ihr produzierte **Synovia** weist bestimmte Substrate in einer charakteristischen Zusammensetzung auf (*Tab. 7*).

Synoviaanalyse hilft bei der Diagnosestellung einer Gelenkerkrankung

Bei Erkrankungen, Verletzungen oder Schäden des Gelenkes ändern sich Menge und Zusammensetzung der Gelenkflüssigkeit in typischer Weise. So findet man bei frischen **Gelenkverletzungen** eher einen **blutigen Gelenkerguß**, während bei **chronischen Gelenkschäden** meist **Reizergüsse** auftreten, die sich in ihrer Zusammensetzung nur wenig von normaler Gelenkflüssigkeit unterscheiden. Bei **zellreichen Ergüssen**, wie sie bei einer **Entzündung** oder **Gicht** auftreten können, nimmt die Synovia eine trübe, milchige bis gelbe Farbe an. Durch Laboranalyse der Gelenkflüssigkeit ist ein gewisser Rückschluß auf die jeweilige Gelenkerkrankung möglich.

Tab. 7: Zusammensetzung der synovialen Gelenkflüssigkeit bei verschiedenen Erkrankungen.

	normal	Rheuma	Gicht	Infekt	Arthrose	Trauma
Farbe	strohgelb	gelb	milchig/gelb	grau	gelb	gelb/rot
Trübung	klar	klar bis trüb	trüb	trüb	klar	klar/trüb
Viskosität	hoch	<<<	<	<<	-	-
Rheumafaktor	< 35 U/ml	>	-	-	-	-
CRP	< 8 mg/l	>	-	>	-	-
Harnsäure	< 6,4 mg/l	-	>	-	-	-
Kristalle	negativ	-	ja	-	evtl.	-
Eiweiß	20-30 g/l	>>	>	>	-	-
Zellzahl	< 250/µl	> 1000/µl	> 5000/µl	> 20000/µl	< 10000/µl	< 2000/µl
Granulocyten	40 %	80 %	70 %	70 %	30 %	30 %
Erythrocyten	keine	(+)	-	ja	-	ja
Bakterien	keine	-	-	ja	-	-

U = unit, - = wie unter normal

3.1.2 Meniskus und Diskus

Menisci und Disci, die am Kniegelenk, an der Wirbelsäule oder in einigen kleineren Gelenken vorkommen, unterscheiden sich als Faserknorpel vom hyalinen Gelenkknorpel. Sie haben einen höheren Anteil an **elastischen** und **kollagenen Fasern** sowie eine wenn auch eingeschränkte Blut- und Nervenversorgung. So ist der **Kniegelenksmeniskus** im peripheren Drittel mit Blutgefäßen versorgt, während die restlichen zentralen Anteile avasculär sind. Im vascularisierten Bereich ist grundsätzlich eine Selbstheilung von Verletzungen möglich. Solche reparativen Vorgänge finden entweder im Meniskusgewebe selbst statt oder werden von Bindegewebszellen ausgelöst, die mit dem Blut herangeführt werden.

Kniegelenksmeniskus in der Peripherie mit Blutgefäßen und Nerven versorgt

Darüberhinaus ist der periphere Rand eines Meniskus mit Nerven versorgt. Es handelt sich dabei um freie Nervenendigungen, die im wesentlichen der **Schmerzrezeption** dienen (*Abb. 25*).

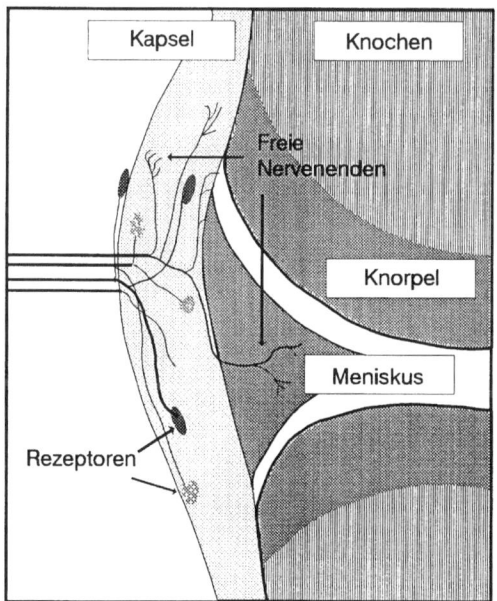

Abb. 25: Nervenrezeptoren in Gelenkkapsel und Meniskus des Kniegelenkes.

Menisken verbessern die **Kongruenz** der Gelenkkörper und dienen damit der **Stabilität** eines Gelenkes. Sie sind verschieblich und damit auch in ihrer Funktion anpassungsfähig, wenn beispielsweise unterschiedliche Krümmungsradien der Gelenkkörper vorliegen, die je nach Funktionsstellung eine variable Stabilität für das Gelenk bedeuten.

3.1.3 Kapsel-Band-Gewebe

Das Kapsel-Band-Gewebe des Gelenkes leitet sich vom **Bindegewebe** ab. Dieses kommt im Körper je nach Anforderung und Beanspruchung als lockeres oder straffes Bindegewebe vor. Letzteres weist einen hohen Anteil von parallel ausgerichteten kollagenen und elastischen Fasern auf, zwischen denen länglich geformte **Fibroblasten** liegen.

Propriozeption durch Schmerz- und Mechanorezeptoren des Kapsel-Band-Apparates

Im eingestreuten lockeren Bindegewebe werden Gefäße sowie **Nervenfasern** mit **freien Nervenendigungen** oder **Rezeptoren** herangeführt. Diese Nervenrezeptoren dienen unter anderem der Propriozeption (*Abb. 25*). So finden sich beispielsweise im **vorderen Kreuzband** neben nozizeptiven Afferenzen auch **Mechanorezeptoren**, die den Spannungszustand des Bandes registrieren. Von hier aus kann eine **reflektorische Aktivierung** des M. quadriceps und der ischiocruralen Muskulatur erfolgen. Dieser Reflexbogen wird auch als **arthrokinetischer Reflex** bezeichnet. Damit soll schon auf spinaler Ebene die muskuläre Protektion eines Gelenkes sichergestellt werden, was bei peripheren Gelenken einen erheblichen Zeitvorteil gegenüber einer **willkürlich** ausgelösten Muskelreaktion bedeutet.

Auf eine Spannungsänderung des vorderen Kreuzbandes hin kann so zum Beispiel eine reflektorische Aktivierung der Kniegelenksmuskulatur schon nach 50 msec registriert werden, während eine willkürliche Muskelreaktion fast die vierfache Zeit benötigt.

3.2 Physiologie der Gelenke

Die wichtigsten Strukturen des Gelenkes bilden zusammen eine Einheit. Ihr Zusammenspiel garantiert die normale Funktion des Gelenkes. Zentrales Strukturelement ist dabei der **hyaline Knorpel**, der in Verbindung mit der **Synovialflüssigkeit** ein günstiges Gleit-Reibverhalten der Gelenkflächen garantiert und weiterhin aufgrund seiner **Elastizität** den subchondralen Knochen, der seinerseits die äußere Form der Gelenkfläche aufrechterhält, vor Überlastung schützt. Die Gelenkflüssigkeit ist zudem die **Transitstrecke**, auf der von der synovialen Gelenkkapsel aus der Stoffwechsel des Knorpels aufrecht erhalten wird (*Abb. 26*).

Gelenkkörperführung durch Kongruenz der Gelenkflächen sowie durch passive und aktive Stabilisatoren

Die **Kongruenz** der Gelenkflächen wird durch Disken und Menisken wesentlich verbessert. Diese dienen der Gelenkführung ebenso wie die Bänder, Sehnen und Muskeln und letztlich die Achsgeometrie des gesamten Gelenkes als äußere **Stabilisatoren**. Alle Komponenten zusammen tragen zur **Gelenkkörper-**

führung bei, die erst eine optimale Druckverteilung auf den hyalinen Gelenkknorpel und den subchondralen Knochen ermöglicht.

Die Stoffwechselfunktion wird durch die Gelenkkörperbewegung mit **wechselnder Druckbelastung** aufrecht erhalten. Dabei werden die **Stoffwechselsubstrate** in den Knorpel eingewalkt. Über Rezeptoren, die im Kapsel-Band-Apparat eines Gelenkes verteilt sind, kann schon auf spinaler Ebene die gelenkbewegende und -schützende Muskulatur aktiviert werden. Darüber hinaus wird damit aber auch das Gefäßsystem und damit die Durchblutung des Gelenkes gesteuert.

Daraus folgt, daß für den Erhalt des hyalinen Knorpels eine **ständige Bewegung** und regelmäßige Belastung des gesamten Gelenkes erforderlich ist. Der Ausfall auch nur einer der daran beteiligten Strukturen kann sich auf die Gesamtfunktion auswirken und letztlich eine Schädigung des hyalinen Gelenkknorpels herbeiführen.

Normalfunktion des Gelenkes setzt intakte Funktion aller Strukturen voraus

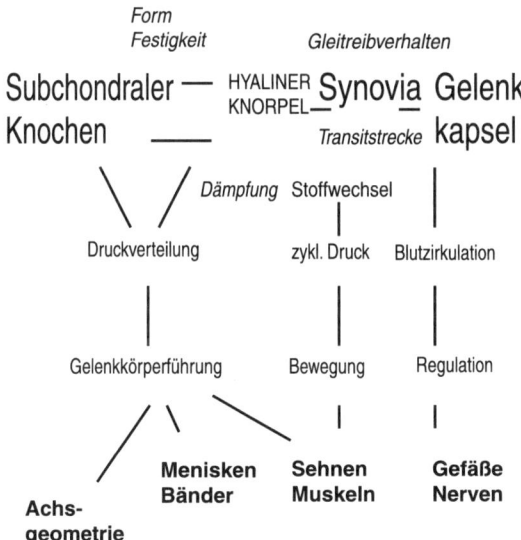

Abb. 26: Strukturelemente mit funktioneller Bedeutung für die Gelenkphysiologie.

3.3 Biomechanische Eigenschaften von Knorpelgewebe

Der Knorpel verhält sich wie ein gekammertes, prall gefülltes Wasserkissen

Die mechanischen Eigenschaften des Knorpels sind an Grundsubstanz und Kollagenfasern und vor allem an den hohen **Wassergehalt** gekoppelt. Dabei verhält sich der Knorpel ähnlich wie ein **Wasserkissen**. Der von außen einwirkende Druck wird durch die Zellen und Kollagenfasern aufgefangen, die sich dabei entsprechend der entstehenden Spannungslinien einstellen und dehnen.

Intervallbelastung von Knorpel besser toleriert als Dauerbelastung

Dauerbelastung führt zu einer langsam fortschreitenden Deformation, die den Knorpel schädigen kann, während **Intervallbelastung** deutlich besser toleriert wird. In beiden Fällen kommt es zu einem mehr oder weniger ausgeprägten **Wasseraustritt** in das Gelenk durch Wasserabgabe aus der **Grundsubstanz**. Diese aus dem Gelenkknorpel herausgepreßte Flüssigkeit bewirkt ihrerseits eine verbesserte Schmierung des Gelenkes.

Knorpel als visco-elastischer Körper

Mechanisch gesehen entspricht der Knorpel einem **visco-elastischen Körper** mit im Vergleich zum Knochen großer Verformbarkeit. Da die Beanspruchung des Knochens auch von der Dicke des Knorpelüberzugs abhängt, findet man die größten Knorpeldicken in den Gelenken stärkster Beanspruchung wie am Hüftgelenk und an der Patella.

Niedriges Elastizitätsmodul bedeutet schnellere Verformbarkeit

Im Vergleich zum Knochen liegt das **Elastizitätsmodul** des Knorpels um den Faktor 100 niedriger. Daraus ergibt sich, daß bei gleicher Krafteinwirkung eine wesentlich schnellere und stärkere Kompression erfolgt. Dabei wird der Knorpel als visco-elastischer Körper nichtlinear verformt, was zu größerer **Energieabsorption** führt.

Neben der **Energieabsorption** und **Stoßaufnahme** – Eigenschaften, die im Bereich der Epiphysen von besonderer Bedeutung sind, da hier der Knochen durch fehlende Kortikalis weniger fest ist – spielt das **Schmierungsprinzip** im Rahmen der Gelenkfunktionen eine wichtige Rolle.

Biomechanische Funktion des Knorpels: Lastübertragung und Reibungsminderung

Insgesamt läßt sich festhalten, daß im Hinblick auf die Funktionen **Lastübertragung** und **Gleitvorgang** Knorpel und **subchondraler Knoche**n optimal aneinander angepaßt sind, um Stoßabsorption, Lastübertragung, Spannungsverteilung und Reibung schadenfrei zu gewährleisten.

3.4 Biomechanik und Biochemie des Kapsel-Band-Apparates

Elementare Strukturen der Gelenkkapsel und des Bandapparates sind die **Kollagenfibrillen**, deren Aufgabe es ist, die bei der **mechanischen Beanspruchung** auftretenden **Zugspannungen** aufzunehmen. Kollagen ist das wichtigste extrazellulär vorkommende Protein des Körpers. Es wird von Fibroblasten, Chondrozyten und Osteoblasten aus Aminosäuren synthetisiert. Aus dem Kollagen entstehen extrazellulär Fibrillen, deren mechanische Eigenschaften durch spezielle Quervernetzungen untereinander bestimmt wird.

Kollagen wichtigstes extrazelluläres Protein

Das Kollagen des Kapsel-Band-Apparates erneuert sich relativ schnell. Als **Halbwertszeit** für die verschiedenen Anteile des Kollagens werden 5 bis 50 Tage genannt. Der gesamte Kollagenstoffwechsel kann mengenmäßig am Endprodukt **Hydroxyprolin** abgeschätzt werden. Dieses wird aber im wesentlichen durch Knochenkollagen bestimmt, das von allen Bindegeweben des Körpers den höchsten Stoffwechsel hat.

Die Zugfestigkeit kollagener Fasern liegt in einer Größenordnung von 50-300 N pro mm² in Abhängigkeit vom Kollagengehalt. Ebenso wie die Sehnen verfügen die Bänder über gute **elastische Eigenschaften**, d. h. die Verformung unter Belastung bildet sich vollständig zurück, wobei die Dehnbarkeit von Kollagenfasern etwa 5 % ihrer Ausgangslänge beträgt.

Zugfestigkeit des Kapsel-Band-Apparates von Kollagenfibrillen bestimmt

3.5 Gelenkverletzungen

3.5.1 Epidemiologie der Gelenkverletzungen

Entsprechend der Vielfalt der am Gelenkaufbau beteiligten Strukturen gibt es eine Vielzahl unterschiedlicher Gelenkverletzungen. Ordnet man die Kapsel-Band-Verletzung hier ein, dann stehen **Gelenkverletzungen** an der Spitze der Verletzungsskala des Bewegungssystems. Der Anteil der Gelenkverletzungen im Gesamtspektrum der Sportverletzungen beträgt so gesehen je nach Sportart bis zu 60 %.

Hierbei sind die **Kapsel-Band-Verletzungen** die weitaus häufigsten Verletzungen. Gelenkluxationen sind im Vergleich dazu sehr viel seltener.

Kapsel-Band-Verletzung häufigste Gelenkverletzung

Tab. 8: Typen von Gelenkverletzungen.

- **Offene Gelenkverletzung**
  Notfall! Gefahr der Infektion!
- **Geschlossene Gelenkverletzungen**
  - *Kontusion (Prellung)*
    Diagnostik zum Ausschluß von Begleitverletzungen.
  - *Distorsion (Verstauchung)*
    Keine Diagnose! Meist Bandverletzung unterschiedlichen Ausmaßes, weitere Begleitverletzungen möglich.
  - *Luxation (Verrenkung)*
    Traumatisch bei starker Gewalteinwirkung, habituell ohne große Gewalteinwirkung bei mangelhaft ausgebildeten Gelenken.
  - *Gelenkknorpelverletzung*
    Bei Kontusion, Distorsion und Luxation möglich.
  - *Diskus- und Meniskusverletzung*
    Traumatische und degenerative Schädigung möglich.

Zwei Drittel aller Gelenkverletzungen betreffen die unteren Extremitäten

Hinsichtlich der Lokalisation überwiegt die **untere Extremität**. Diese ist bei zwei Drittel aller Gelenkverletzungen betroffen. Dabei steht das obere Sprunggelenk im Vordergrund: ein Drittel aller Sportverletzungen sind Kapsel-Band-Verletzungen des **oberen Sprunggelenkes**.

Band-Gelenk-Verletzungen treten in den verschiedenen **Sportarten** mit unterschiedlich hohen Anteilen auf. So machen sie

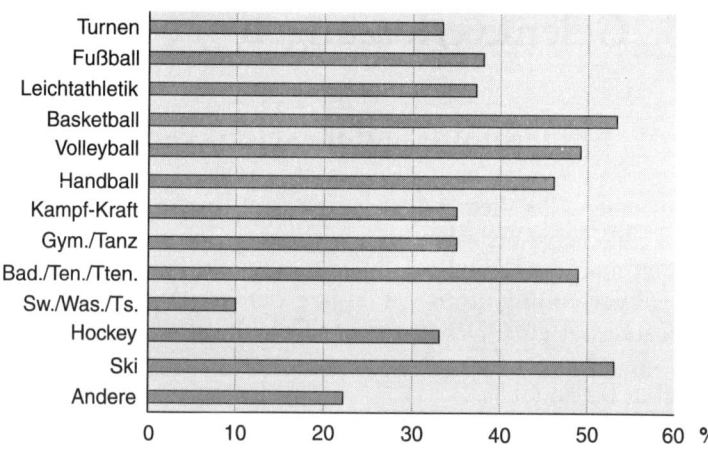

Abb. 27: Prozentualer Anteil der Band/Gelenkverletzungen am Gesamtverletzungsspektrum in verschiedenen Sportdisziplinen. (Auswertung von 5296 Sportverletzungen bei Sportstudierenden.)

beim **Basketball** über 50 % aller Verletzungen aus, während ihr Anteil beim **Schwimmen** nur 10 % beträgt (*Abb. 27*)

3.5.2 Offene Gelenkverletzungen

Für das therapeutische Vorgehen besonders wichtig ist die Unterscheidung offener und geschlossener Gelenkverletzungen.

Eine offene Gelenkverletzung bedeutet, daß das durch die **Gelenkkapsel** hermetisch abgeschlossene Gelenk nach außen hin eröffnet wird und somit Keime in das **Gelenkinnere** gelangen können. Weniger als andere Organe ist das Gelenk hierauf eingerichtet. Durch **fehlende Blutversorgung** ist besonders der **Knorpel** gefährdet und wird sehr schnell irreparabel geschädigt.

Offene Gelenkverletzung als Notfall anzusehen

Daher ist sofortiges Handeln erforderlich, wenn die Gelenkkapsel penetriert ist. In der Regel wird der Chirurg unter sterilen Bedingungen das Gelenk eröffnen, spülen und eine **antibiotische Behandlung** einleiten. Bei der medikamentösen Behandlung sind die Besonderheiten des **Gelenkstoffwechsels** zu berücksichtigen. So muß das Antibiotikum aus der Kapillare über die Synovialis in das Gelenkinnere transportiert werden und kann erst dann an den Knorpel und die Knorpelzelle gelangen. Die erforderlichen hohen Konzentrationen im Gelenkinneren setzen besondere pharmakologische Eigenschaften voraus, die nicht von jedem Antibiotikum erfüllt werden, sodaß zu Beginn der Behandlung die lokale Anwendung im Vordergrund steht.

Besonderheiten des Gelenkstoffwechsels auch bei medikamentöser Therapie von Bedeutung

Kommt es bei Unterlassen dieser Maßnahmen oder bei nicht ausreichender Therapie zu einem Fortschreiten der **Gelenkinfektion,** ist dies eine sehr ernstzunehmende Erkrankung.

Es treten erhebliche Störungen des Allgemeinbefindens mit Fieberschüben und starken Schmerzen auf, und im weiteren Verlauf kommt es zu einer zunehmenden **Zerstörung des Gelenkknorpels.** Die Synovialis schwillt als Folge reaktiv-entzündlicher Veränderungen stark an. Fibrin wird ausgeschieden, das im weiteren Verlauf **Verwachsungen** auslöst, was zusammen mit den **Knorpeldefekten** zu einer zunehmenden **Versteifung** des Gelenkes führt. In vielen Fällen verbleibt ein destruiertes Gelenk, und wegen der infektiösen Entstehung ist auch später ein etwaiger künstlicher Gelenkersatz durch Wiederaufflammen der Infektion gefährdet. Somit kommt der **frühzeitigen Erkennung** und **wirksamen Behandlung** einer Gelenkinfektion entscheidende Bedeutung zu.

Gelenkinfektion führt zu Gelenkdestruktion und Gelenksteife

3.5.3 Kontusion

Synovialis bei Gelenkkontusion häufig mitbetroffen

Einer Kontusion oder Prellung liegt eine äußere Gewalteinwirkung zugrunde, bei der einzelne Gelenkstrukturen in unterschiedlichem Ausmaß in Mitleidenschaft gezogen werden. Da die Gelenkkapsel mit der Synovialis das Gelenk überall nach außen abgrenzt, ist sie häufig mitbetroffen. Wird bei einer Kontusion ein Blutgefäß der Synovialis verletzt, kann es zu einem **blutigen Gelenkerguß** kommen. Bei leichteren Prellungen kann die Synovialis im Verlauf mit verstärkter Produktion von Gelenkflüssigkeit reagieren, es kommt zu einem nichtblutigen **Reizerguß**.

Häufige Folge einer Gelenkkontusion ist die traumatische Bursitis

Andere Gelenkstrukturen können bei einer Kontusion ebenfalls verletzt werden. So ist am Kniegelenk eine **Verletzung des Fettkörpers** mit seinen Blutgefäßen keine Seltenheit. Auch dabei kommt es zu einem blutigen Gelenkerguß. Daneben werden die das Gelenk umgebenden Schleimbeutel bei einer Kontusion geschädigt und reagieren mit einer entzündungsähnlichen Schwellung. Typische Beispiele sind die **Bursitis olecrani** als Folge einer Ellenbogengelenkprellung oder die **Bursitis prae-patellaris** am Kniegelenk.

Begleitverletzung bei Kontusionen häufig übersehen

Gelenkkontusionen werden meist als harmlose Verletzungen angesehen, die durch einfache Behandlungsmaßnahmen folgenlos ausheilen. Die Problematik dieser Verletzungen liegt darin, daß mitunter **schwerwiegendere Begleitverletzungen** nicht erkannt werden. So wird je nach Unfallhergang und Symptomatik eine Kniegelenksverletzung als einfache Kontusion gedeutet. Tatsächlich kann jedoch beispielsweise eine **Kniescheibenluxation** vorliegen, die bei spontaner Reposition der Kniescheibe nicht mehr erkennbar ist. Aber auch **Knorpelschädigungen**, Meniskus- und Kreuzbandverletzungen kommen im Rahmen einer Kontusion vor.

Gelenkkontusion als Ausschlußdiagnose

Daher ist es wichtig, eine **Gelenkkontusion als Ausschlußdiagnose** zu verstehen. Erst müssen mögliche Begleitverletzungen, die gravierender sind und häufig eine operative Therapie erfordern, ausgeschlossen werden, bevor die Diagnose Kontusion festgelegt wird.

3.5.4 Distorsion

Im Hinblick auf Art der verletzten Strukturen und Schwere der Verletzungen ist die **Distorsion** oder **Verstauchung** ebenfalls ein unpräziser Begriff, der eher den **Unfallmechanismus** beschreibt. Je komplizierter ein Gelenk aufgebaut ist, je größer die Anzahl von Strukturen, die geschädigt werden können, um so weniger ist die Diagnose „Distorsion" zu akzeptieren. Daher findet der Begriff „Kniegelenksdistorsion" im fachmedizinischen Sprachgebrauch auch keine Verwendung mehr.

„Distorsion" ist keine Diagnose

Bei einer reinen Distorsion ist in der Regel der **Bandapparat** betroffen und deshalb richtet sich die **Einteilung der Verletzung meist nach dem Ausmaß seiner Schädigung**.

Je nach Gewalteinwirkung kommt es zunächst zur **Überdehnung** der Fasern, zur **Zerrung** oder – bei stärkerer Gewalteinwirkung – zu **Teileinrissen** zunächst der kollagenen, später der elastischen Fasern oder aber zu **kompletten Rupturen**.

Einteilung von Bandverletzungen: Überdehnung, Zerrung, Teilruptur, Komplettruptur

Entsprechend der Bandfunktion führt dies zu einer mehr oder weniger ausgeprägten Instabilität des Gelenks, die sich bei der klinischen Untersuchung nachweisen läßt.

Der **Grad der Instabilität**, der vom konkreten Ausmaß der Schädigung der Kapsel-Band-Strukturen abhängt, läßt sich mit einer gehaltenen Röntgenaufnahme bestimmen, wie in *Abb. 28* am Beispiel des oberen Sprunggelenks dargestellt.

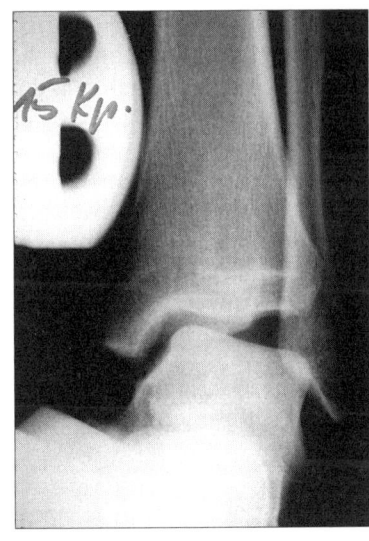

Abb. 28: Gehaltene Röntgenaufnahme des oberen Sprunggelenkes in der Frontalebene mit deutlich verstärkter Taluskippung.

Bei der gehaltenen Röntgenaufnahme des Sprunggelenkes in der Frontalebene wird der Fuß gegen den Unterschenkel supiniert und so die fibularen Bandstrukturen angespannt. Je nach Instabilität läßt sich das Gelenk unterschiedlich aufklappen. Nach einer gängigen Einteilung spricht man von einer leichten **Sprunggelenksdistorsion vom Grad 1**, wenn der **Aufklappwinkel** zwischen Talus- und Tibiagelenkfläche **unter 5°** liegt. Dabei handelt es sich noch nicht um eine Instabilität, da der Bereich bis 5° noch als „normales" Gelenkspiel angesehen wird.

Einteilung der fibularen Kapsel-Band-Ruptur am oberen Sprunggelenk in drei Schweregrade

Bei **Grad 2** sind Teile des Kapsel-Band-Apparates rupturiert. Der **Kippwinkel** zwischen Talus und Tibia beträgt **bis zu 10°**.

Beträgt die **Taluskippung mehr als 10°** handelt es sich um eine schwere Distorsion mit einer ausgeprägten Instabilität.

Eingeschränkte Bedeutung der gehaltenen Röntgenaufnahme beo Instabilität des oberen Sprunggelenkes

Die **gehaltenen Röntgenaufnahmen** verlieren aus mehreren Gründen zunehmend an Bedeutung bei der Diagnose von Sprunggelenksdistorsionen. Zum einen werden die **Grenzwerte**, bei denen von einer Ruptur eines oder mehrerer Bänder auszugehen ist, unterschiedlich angegeben. Hinzu kommt, daß eine individuell sehr unterschiedliche **normale Laxität** des Gelenkes besteht, so daß erst ein Vergleich mit der Gegenseite eine Instabilität sicher diagnostizieren läßt, was aber weitere Röntgenaufnahmen erfordert. Häufig verhindert der Patient durch Anspannen der **Peronäalmuskulatur** ein komplettes Aufklappen des Gelenkes, so daß falsch-negative Befunde resultieren. Und letztlich hat die Vereinheitlichung der Therapie, unabhängig vom Schweregrad der funktionellen Behandlung den Vorzug zu geben, zu einer zunehmenden Ablehnung der gehaltenen Röntgenaufnahme geführt.

Auf der anderen Seite sind in jeden Fall bei einer Sprunggelenksdistorsion Röntgenaufnahmen zum Ausschluß **knöcherner Verletzungen** erforderlich, so daß auf diese vielfach in Form der gehaltenen Aufnahmen zurückgegriffen wird. Zum anderen werden sie von einigen Kostenträgern als notwendige Befunddokumentation angesehen.

Auch ohne gehaltene Röntgenaufnahmen ist eine Unterscheidung verschiedener Schweregrade von Sprungelenksdistorsionen durch die **manuelle Untersuchung** möglich. Dabei dienen als Kriterien das Ausmaß des Hämatoms, der Schmerz bei bestimmten Bewegungen und an typischer Stelle sowie das Ergebnis der manuellen Stabilitätsprüfung, die ebenfalls in zwei Ebenen vorgenommen wird.

Während bei einem Grad 1 keine Instabilität im Seitenvergleich nachweisbar ist, fällt bei **Grad 2** der Schubladentest in der seitlichen Ebene positiv aus, indem der Talus gegen den Unterschenkel verstärkt nach vorne verschiebar ist – dann liegt eine Ruptur des **Ligamentum talofibulare anterius** vor. Bei **Grad 3** ist auch das **Ligamentum fibulocalcaneare** eingerissen und der Talus kann jetzt zusätzlich in der Frontalebene vermehrt in Supinationsstellung gekippt werden.

Aus dieser Einteilung ergeben sich Konsequenzen für die einzuleitenden Behandlungsmaßnahmen. Auch lassen sich danach Dauer der Behandlung und Prognose abschätzen.

Besonders für **intrakapsulär liegende Bänder** wie die **Kapselbänder des oberen Sprunggelenkes** und die **Kollateralbänder des Kniegelenkes** gilt, daß sie auch unter konservativer Behandlung komplett ausheilen können, operative Behandlungsmaßnahmen somit nicht zwingend erforderlich sind. Dabei bedeutet konservative Behandlung nicht Immobilisierung. Vielmehr steht dabei eine **funktionelle Therapie** mit früher Mobilisierung und Teilbelastung im Vordergrund. In besonderem Maße gilt dies für die häufigste Bandverletzung, nämlich die Verletzungen des fibularen Kapsel-Band-Apparates des **oberen Sprunggelenks**. Aber auch Bandverletzungen anderer häufig betroffener Gelenke werden funktionell behandelt, sofern keine knöchernen Ausrisse vorliegen.

Für **Leistungssportler** sind sehr **differenzierte Therapieschemata** zur Durchführung einer optimalen funktionellen Therapie ausgearbeitet worden, die eine schnellstmögliche Wiederherstellung der Sportfähigkeit ermöglichen sollen (*Tab. 9*).

Funktionelle Therapie bei Verletzung intrakapsulärer Bänder

Tab. 9: Sporttherapeutisches Behandlungsschema bei frühfunktioneller Therapie einer Knieinnenbandläsion.

Initial	– Eis sofort 30', dann 24 h alle 3-4 h – Orthese mit lateralem Scharnier ohne Funktionseinschränkung – Gehstöcke, zunehmende Gewichtsbelastung – Funktion: BWB im Kaltwasser – Kraft: Isometrie – Kondition: Fahrradergometer (gesundes Bein), obere Extremität
1. Ziel	Patient geht ohne Stock – Funktion s. o. – Kraft s. o. – Kondition s. o.
2. Ziel	90° Flexion – Funktion s. o. – Kraft: Progressive Widerstandsübungen konzentrisch, isokinetisch – Kondition: Fahrradergometer beide Beine
3. Ziel	voller Bewegungsumfang – Funktion s. o. – Kraft s. o. – Kondition s. o. – Laufprogramm: Joggen 1 km, je 5 x 100 Sprint mit 1/2, 3/4 und 1/1 Tempo, je 5 x Zick-Zack-Sprints mit 1/2 und 1/1 Tempo
4. Ziel	Volles Laufprogramm einseitig (mit wenig Schmerz, ohne Erguß, > 90 % Kraft im Seitenvergleich) – Wiederaufnahme Wettkampf – Brace evtl. noch beim Wettkampf
Wiederaufnahme Sport nach 14 bis 35 Tagen	
Volle Leistungsfähigkeit nach 1 bis 4 Monaten	

Isolierte, nicht in einem Kapselverbund liegende Bänder wie die **Kreuzbänder** des Kniegelenkes heilen bei konservativ-funktioneller Behandlung in der Regel nicht aus. Es kommt, wenn über-

Isolierte Gelenkbänder mit narbiger Defektheilung

haupt, zu einer **narbigen Defektheilung** mit bleibender Bandinsuffizienz, sodaß solche Bandverletzungen insbesondere bei aktiven, jüngeren Leistungssportlern eher operativ versorgt werden.

3.5.5 Luxation – Verrenkung

Luxation – Subluxation

Von Luxation spricht man, wenn sich die zueinander gehörenden Gelenkkörper über das Maß des **normalen Gelenkspiels** hinaus verschoben haben. Während bei der **Subluxation** eine Dezentrierung vorliegt, die bei längerem Bestehen zu **Knorpelschäden** führen kann, ist die **komplette Luxatio**n ein akutes Ereignis, das zu einer **sofortigen Behinderung** führt und eine **umgehende Reposition** als Behandlungsmaßnahme erfordert (*Abb. 29*).

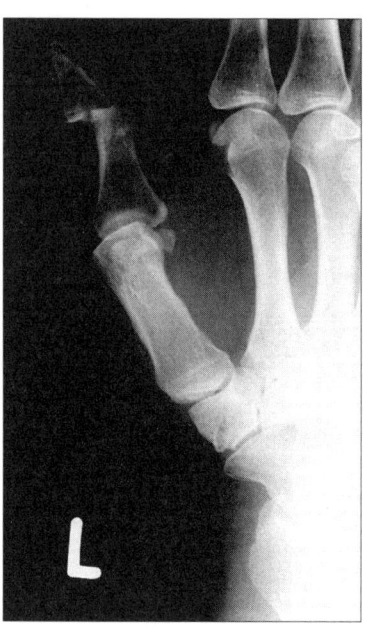

Abb. 29: Luxation des Daumenendgelenkes bei einem Basketballspieler.

Luxationen besonders häufig an Schulter und Kniescheibe

Von Luxationen sind das **Schultergelenk** und die Kniescheibe besonders häufig betroffen. Das läßt sich anatomisch-funktionell gut nachvollziehen. Das Schultergelenk weist kaum eine knöcherne Führung auf. Es besteht überdies ein Mißverhältnis der Gelenkkörper. Einer **kleinen flachen Pfanne** steht ein **großer Gelenkkopf** gegenüber und die Gelenkführung wird überwiegend durch die Muskulatur gewährleistet, was das Entstehen von Luxationen begünstigt. Knöcherne Mitverletzungen sind bei

Gelenkverletzungen

einem solchen Gelenk weniger häufig als bei einem Gelenk mit guter knöcherner Führung wie dem Ellenbogengelenk oder dem Sprunggelenk, wo bei einer Luxation in vielen Fällen zusätzlich eine Gelenkfraktur vorliegt. Bei solchen Verletzungen, die auch als **Luxationsfrakturen** bezeichnet werden, richtet sich die Behandlung nach den Prinzipien der **Frakturbehandlung**.

Oft lassen sich bei Luxationen besonders im Kindes- und Jugendlichenalter **prädisponierende Faktoren** in Form von **Normvarianten** der Gelenkkonfiguration feststellen. Gelegentlich liegt auch eine **generalisierte Hypermobilität** vor. Hierbei ist die äußere Gewalteinwirkung, die in der Regel die Luxationen herbeiführt, nicht der entscheidende Faktor. Oftmals genügt ein **nichtadäquates Trauma,** um eine Luxation auszulösen. Besonders das Vorliegen von **Dysplasien** mit nicht voll ausgeformten Gelenkkörpern, am Kniegelenk beispielsweise eine asymmetrische Kniescheibe und eine Abflachung des Kniescheibengleitlagers, begünstigen das Auftreten **rezidivierender Luxationen** (*Abb. 30*). Vielfach ist dabei zur **Reposition der Gelenkkörper** kein ärztliches Eingreifen erforderlich. Diese erfolgt spontan oder wird vom Betroffenen selbst vorgenommen.

Luxationsfraktur mit knöchernen Begleitverletzungen häufiger an Gelenken mit guter knöcherner Führung

Rezidivierende Luxation häufig bei Gelenkdysplasien

Spontanreposition häufig bei rezidivierenden Luxationen

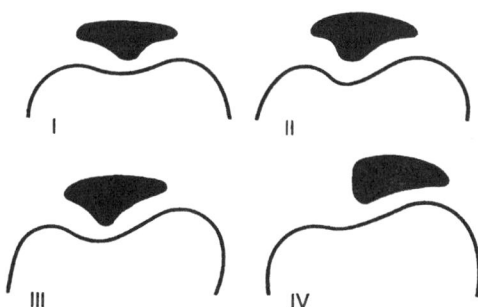

Abb. 30: Formen und Grade von Anlagefehlern der Kniescheibe: Patelladysplasie.

Die **Erstluxation** eines Extremitätengelenkes ist immer ein sehr schmerzhaftes Ereignis. Bereits äußerlich kann die Verschiebung der Gelenkkörper gegeneinander festgestellt werden. An der Schulter ist der Oberarmkopf in den meisten Fällen nach vorne unten aus der Pfanne heraus verschoben. Damit ist die normale **Schultergelenkskontur aufgehoben,** der Oberarmkopf ist in der Achselhöhle tastbar.

Die **Kniescheibe luxiert** so gut wie immer **nach lateral** und verhakt sich am lateralen Kondylus. Auch dies führt zu einer deutlich erkennbaren Verformung des Gelenkes.

In der Regel ist bei der akuten Luxation sofortige ärztliche Behandlung erforderlich, in den meisten Fällen müssen die Ge-

Erstluxation:
- *orthopädisch-traumatologischer Notfall*
- *keine unnötigen Repositionsversuche am Unfallort*
- *„sanfte Reposition" evtl. in Narkose, um Sekundärschäden zu vermeiden*

lenkkörper **in Narkose** wieder reponiert werden, auch um Verletzungen beim Repositionsmanöver, bedingt durch äußere Kraftanwendung und Muskelkontraktion, zu vermeiden.

An diagnostischen Maßnahmen ist eine **Röntgenuntersuchung** unerläßlich, z. B. um **knöcherne Begleitverletzungen** auszuschließen, bei denen operative Behandlungsmaßnahmen erforderlich sind. Des weiteren ist die betroffene Extremität auf Begleitverletzungen insbesondere von **Gefäßen und Nerven** zu untersuchen.

Auf Begleitverletzung bei Luxation achten

Nach Reposition muß das Gelenk zunächst für eine Zeit ruhiggestellt werden, damit die **Gelenkkapsel** ausheilen kann. Dabei kann auch das Anlegen einer **Orthese** erforderlich sein, die das Gelenk in einer vorgegebenen Position hält und so den Kapsel-Band-Apparat entlastet. Je nach Gelenk könnnen damit frühfunktionelle Behandlungsmaßnahmen mit gezieltem Auftrainieren der stabilisierenden Muskulatur eingeleitet werden.

Häufige Begleitverletzungen bei Luxationen: osteochondrale Läsionen

Typische Begleitverletzungen bei Luxationen sind **chondrale oder osteochondrale Läsionen**, deren Diagnose einer sorgfältigen Analyse des Röntgenbildes bedarf. Darüberhinaus sind bei chondralen Läsionen weitergehende Untersuchungen wie **Kernspintomographie** oder **arthroskopische Abklärung** erforderlich.

Auch nach korrekter konservativer Behandlung mit Reposition und Ruhigstellung verbleibt vielfach eine **Überdehnung** der Gelenkkapsel. Außerdem ist die **muskuläre Koordination** häufig gestört, so daß es zu **rezidivierenden Luxationen** kommt. Dies kann ein späteres operatives Vorgehen notwendig machen. Je nach Methode werden dabei Eingriffe am **Muskel-Kapsel-Band-Apparat** oder auch an den **knöchernen Gelenkkörpern** vorgenommen werden. An der Schulter kann der muskuläre Kapsel-Band-Apparat gerafft werden, um die Gelenkführung zu verbessern. Dabei werden beispielsweise der **M. subscapularis** und die **Schultergelenkkapsel** durch Verlagern ihres jeweiligen Ansatzortes an Humeruskopf und Gelenkpfanne gerafft. In der Regel ist dies mit einem wenn auch geringfügigen **Funktionsverlust** verbunden. Noch wichtiger sind **Rekonstruktionen der Pfanne** und vor allem des **knorpeligen Pfannenrandes** an der Schulter, dessen Bedeutung erst durch arthroskopische Untersuchungsverfahren richtig eingeschätzt worden ist. Während bei offenen Operationsverfahren der Rand der Gelenkpfanne mit einem Knochenspan verstärkt wird, um so das Hinübergleiten des Humeruskopfes zu verhindern, sind **stabilisierende Gelenkoperationen** mittlerweile auch arthroskopisch möglich.

Bei rezidivierenden Luxationen Operation an Muskeln und Kapsel-Band-Apparat oder knöchernen Gelenkkörpern erforderlich

Bei der **rezidivierenden Patellaluxation** kommen ebenfalls sowohl Weichteiloperationen als auch Eingriffe am Knochen zur Anwendung. Letztere können erst **nach Wachstumsabschluß** vorgenommen werden, um Fehlwachstum durch Schädigung der Wachstumsfugen zu vermeiden.

Rezidivierende Luxationen eines Gelenkes sollten in jedem Fall behoben werden, weil es durch ständige Verschiebungen der Gelenkkörper zu **unphysiologischen Knorpelbelastungen** kommt, die **Spätschäden** nach sich ziehen, indem sie zu einem vorzeitigen **Gelenkverschleiß** führen. Dies ist gerade an der Kniescheibe bei lange bestehenden Luxationen oder Instabilitäten zu beobachten und häufig die Ursache einer späteren Femoropatellararthrose.

Rezidivierende Luxationen führen auf Dauer zu Knorpelschäden und damit zur Früharthrose

3.5.6 Knorpelverletzung – Knorpelschaden

Während die Knorpelverletzung meist Folge einer einmaligen, heftigen Gewalteinwirkung auf das Gelenk ist, treten Knorpelschäden eher langfristig bei Überlastung auf.

Beide sind besonders schwerwiegend, da mit ihnen der **hyaline Knorpel** des Gelenkes zerstört und so eine Arthrose ausgelöst wird. Der hyaline Gelenkknorpel kann auf verschiedene Weise geschädigt werden. Beispielsweise, wenn nach Verletzungen des Knorpels keine ausreichende **Regeneration** zustande kommt. Es gibt aber auch andere Schadensursachen: mechanische Überlastung oder Stoffwechselstörungen, die mit Ablagerungen von Stoffwechselprodukten in den Gelenken einhergehen und so den Knorpel zerstören.

Vielfältige Ursachen von Knorpelschäden: traumatisch, mechanisch, stoffwechselbedingt

Eine traumatische Schädigung des Gelenkknorpels ist auf mehrere Arten möglich. So treten bei Luxationen **chondrale** oder **osteochondrale Läsionen** auf, wenn sich die Gelenkkörper gegeneinander verschieben. Aber auch bei nur geringer Instabilität eines Gelenkes können auf Dauer Knorpelschäden durch Überlastung entstehen. Läsionen an **Begleitstrukturen** wie Meniskus- oder Diskusrisse, Entzündungen der **Gelenkschleimhaut**, anhaltende Ergüsse, insbesondere **blutige Gelenkergüsse**, tragen ebenfalls zu einer allmählichen Zerstörung des Knorpels bei.

Osteochondrale Läsionen häufig an Konvexität der Gelenkfläche

Auch geringe Instabilitäten verursachen Knorpelschäden

Beginnende Knorpelschäden bleiben häufig unerkannt, da der Knorpel keine Nervenversorgung besitzt. So besteht häufig ein enormes Mißverhältnis zwischen der Größe eines zufällig entdeckten Knorpelschadens und den **subjektiven Beschwerden**, die dadurch ausgelöst werden.

Typischer Verletzungsmechanismus bei osteochondralen Läsionen ist meist eine unphysiologische Scherbewegung der Gelenkkörper, wobei es in vielen Fällen die **Konvexität der Gelenkfläche** ist, wie am Kniegelenk die Femurkondyle oder am oberen Sprunggelenk die Talusrolle, an der die Läsion auftritt.

Bei chronischen Knorpelschäden lassen sich je nach Ausprägung und Ausmaß verschiedene Stadien abgrenzen (*Abb. 31*).

Verschiedene Stadien der Knorpelschädigung

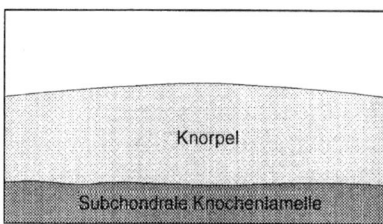
Stadium 1: Knorpelödem

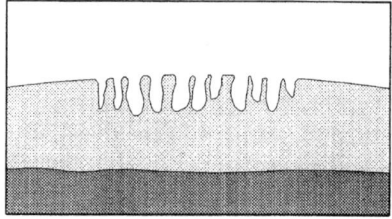
Stadium 2: Fibrillation

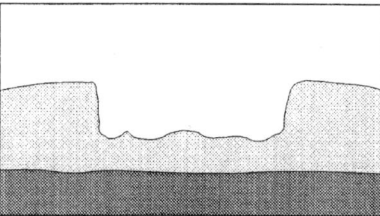
Stadium 3: Ulcerarion

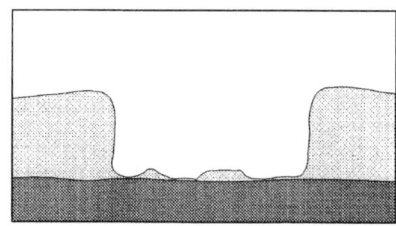
Stadium 4: Knochenglatze

Abb. 31: Stadien der chronischen Knorpelschäden.

Im **Stadium 1** besteht ein **Knorpelödem** mit **Erweichung des Gelenkknorpels,** der sich unter Druck zunehmend komprimieren läßt, aber seine ursprüngliche Form wieder einnimmt.

Das **Stadium 2** ist durch **Fibrillation** gekennzeichnet, bei der Grundsubstanz und Zellen abgebaut oder zerstört und Kollagenfasern freigelegt werden.

Bei Knorpelschaden Grad 4 liegt der subchondrale Knochen frei = „Knochenglatze"

Im **Stadium 3** kommt es zu tieferen **Knorpelulzerationen** und im **Stadium 4** haben diese Ulzera die gesamte Knorpeldicke erfaßt, die **subchondrale Knochenlamelle** liegt frei, es ist eine „Knochenglatze" entstanden.

Knorpelschäden können sich auch ohne Verletzung durch chronische **Überbelastung** entwickeln, wenn beispielsweise bei einer **Dysplasie** die Gelenkkörper nicht normal ausgeformt sind. Solche Dysplasien können an der Hüfte Folge einer angeborenen Erkrankung sein. Aber auch im späteren Kindes- und Jugendlichenalter gibt es Gelenkerkrankungen, die mit Formveränderungen der Gelenke einhergehen und aufgrunddessen die Ausbildung von Früharthrosen begünstigen.

Gelenkdysplasien begünstigen Knorpelschäden und Früharthrose

Am Kniegelenk treten **Dysplasien** am Femoropatellargelenk auf und betreffen meist die Patella und die Femurkondylen bzw. die Trochlea. Es kann aber auch die gesamte Geometrie des Streckapparates verändert sein, wobei sich der Winkel zwischen Quadriceps – Patella einerseits und Patellarsehne – Tuberositas tibiae anderseits verkleinert und die Kraftresultierende die Patella nach lateral drängt. Aufgrund der so entstehenden Fehlbelastung sind Knorpelschäden schon im Jugend- und frühen Erwachsenenalter die Folge. Letztlich kann eine Knorpelschädigung auch ohne Vorschäden durch wiederholte **Mikrotraumatisierung** verursacht werden.

3.5.6.1 Therapie der Knorpelschäden

Aus der **Physiologie der Gelenkstrukturen** geht hervor, daß das generelle Therapieprinzip bei einem Knorpelschaden nicht die Ruhigstellung sein kann. Damit würde, wie sich auch experimentell bestätigen läßt, der Stoffwechsel des gesamten Knorpels gefährdet.

Grundprinzip bei Knorpelschäden: funktionelle Therapie

Ausgehend von der **Bedeutung der Bewegung** für die Aufrechterhaltung des Knorpelstoffwechsels ist die **funktionelle Therapie** als Basistherapie bei jedweder Affektion des Gelenkes anzusehen, sie dient der **Knorpelprotektion**.

Medikamentöse Therapie wird bei bestimmten Arten von Knorpelschäden ebenfalls propagiert und verspricht besonders bei intraartikulärer Anwendung Erfolg. Mit den dabei verwendeten Präparaten werden meist Nährsubstrate für den Knorpelstoffwechsel zur Verfügung gestellt. Die Wirkungsweise dieser Therapieform ist jedoch nicht bis ins letzte Detail erforscht. Besser bekannt sind dagegen die Wirkprinzipien der antiphlogistischen medikamentösen Therapie. Diese hat ihre Indikation, wenn **entzündliche Reizzustände** des Gelenkes vorliegen, die zu einer sekundären Verschlimmerung von bestehenden Knorpelschäden führen können und dem Knorpel keine Gelegenheit zur ungestörten Regeneration geben.

Medikamentöse Therapie bei Knorpelschäden

An **operativen Therapiemaßnahmen** stehen verschiedene Methoden zur Verfügung. Zum einen können bei oberflächlichen Schäden durch ein sogenanntes **Knorpelshaving** die schadhaften Knorpelareale entfernt werden. Der Defekt selbst füllt sich mit Grundsubstanz und Fasern auf, die durch die verbleibenden Chondrozyten bereitgestellt werden. Die Chondrozyten selbst können nicht ersetzt werden.

Operative Therapie von Knorpelschäden

Größere **abgesprengte Knorpelstücke**, insbesondere mit noch anhaftenden Knochenteilen und noch nicht degenerativ verändertem Gelenkknorpel, werden mit Erfolg wiedereingesetzt. Zur **Fixation** werden **Fibrinkleber, kleine Knochenspäne** oder auch **metallische bzw. synthetische Implantate** verwendet. Bei tiefergehenden und längerbestehenden Defekten bohrt man die subchondralen Spongiosaräume an und schafft damit über das Blutgefäßsystem der Spongiosa einen Zugang für **Bindegewebszellen**. Solche Fibroblasten sind in der Lage, Knorpelgrundsubstanz und Fasern zu bilden und auf diesem Weg eine **Faserknorpelschicht** aufzubauen.

Regeneration von Knorpelgewebe aus Bindegewebszellen des Blutplasmas

In jüngster Zeit werden bei lokal begrenzten Schäden auch Transplantationen von Knorpel aus **Knorpelzellkulturen** vorgenommen. Die Erfahrungen damit sind allerdings noch nicht ausreichend, um eine endgültige Beurteilung vornehmen zu können. Mit dieser Methode sind wohl nur kleinere Knorpeldefekte bei jüngeren Patienten zu ersetzen.

Bei ausgedehnten Knorpelschäden ist der Übergang zur **Arthrose** fließend. Hier werden dann letztlich größere operative Eingriffe wie Umstellungsosteotomien oder Arthroplastiken erforderlich.

3.5.7 Meniskus- und Diskusverletzungen

Funktion der Menisken: Lastaufnahme und Ausgleich der Inkongruenz von Gelenkflächen

Während der Knorpelüberzug der Epiphysen aus **hyalinem Knorpel** besteht, sind die Menisken und Disken aus **Faserknorpel** aufgebaut. Ihre Funktion ist es, **Inkongruenzen** der Gelenkkörper auszugleichen, was sich auch am typischen Querschnitt wie beim Meniskus des Kniegelenks zeigt. Damit übernehmen sie einen großen Teil der auf das Gelenk einwirkenden Last.

Disken sind im Gegensatz zu den Menisken scheiben- oder ringförmig ausgebildet. Größter Diskus des Skelettsystems ist die **Bandscheibe**. Weiterhin kommen Disken in kleineren Gelenken wie im **Sternoklavikulargelenk** und im **distalen Radioulnargelenk** vor. Die Faserknorpelscheiben weisen eine weitere Besonderheit auf. Sie haben im kapselnahen Ansatzbereich eine Blutgefäßversorgung, was für Heilungsvorgänge und damit auch für die Therapie von Bedeutung ist.

Altersabhängige Degeneration des Faserknorpels

Bei den Verletzungen von Menisken und Disken spielt eine wesentliche Rolle, daß der Faserknorpel bereits ab dem zweiten und dritten Lebensjahrzehnt zu Degenerationen neigt. Dabei kommt es zu typischen Veränderungen an kollagenen und elastischen Fasern und in der knorpeligen Zwischensubstanz. **Fett** lagert sich ein und **Hohlräume** bilden sich aus. Dies führt zu einer Minderung von **Elastizität** und **Festigkeit**. Dann reichen schon geringe Überlastungen oder Bagatellverletzungen aus, um den Faserknorpel zu schädigen.

Die degenerativen Veränderungen beginnen im Inneren des Meniskus. Wie kernspintomographische Untersuchungen zeigen, bleibt dabei die Oberfläche zunächst intakt, so daß solche Veränderungen auch bei einer arthroskopischen Inspektion, die nur die Oberfläche des Meniskus erfaßt, nicht immer entdeckt werden.

Traumatische und degenerative Meniskusrisse

Morphologisch können **degenerative Risse** am Meniskus von **traumatischen** unterschieden werden (*Abb. 32*). So werden **horizontale Einrisse** besonders im Bereich der Pars intermedia und im Hinterhornbereich des Meniskus als degenerative Risse angesehen, während der typische **Korbhenkelriß** als traumatischer Riß gilt, der durch die zangenartige Krafteinwirkung, in die der Meniskus zwischen Femurkondyle und Tibia gerät, verursacht wird. Besonders bei **Kombinationsverletzungen**, bei denen auch

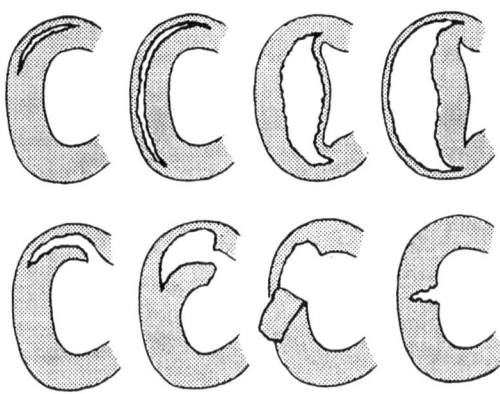

Abb. 32: Mögliche Rißformen am Meniskus des Kniegelenks.

Kapsel-Band-Strukturen in Mitleidenschaft gezogen werden, wie bei der „unhappy triad", wo neben **Innenmeniskus** auch **mediales Seitenband** und **vorderes Kreuzband** verletzt sind, steht die traumatische Komponente klar im Vordergrund.

Hauptsymptom einer Meniskus- oder Diskusverletzung ist der funktionsabhängige Schmerz. So ist eine Schädigung des Diskus im **distalen Radioulnargelenk** in der Regel von einem Belastungsschmerz begleitet. Es kann aber auch zu einer anderen Symptomatik kommen. Korbhenkelrisse des Kniegelenkmeniskus oder auch größere Meniskusfetzen führen typischerweise zu einer **Blockierung des Kniegelenkes,** indem sie sich zwischen Tibia und Femurgelenkfläche schieben. Auch **Ruheschmerzen** treten bei einer Meniskusverletzung auf, besonders wenn bei basisnahen Verletzungen oder bei degenerativen Einrissen die Gelenkkapsel und damit die empfindliche **Synovialis** mitbetroffen ist. Dann treten weitere Symptome wie **Schwellung** und **Ergußbildung** hinzu. Von diesen Reizergüssen muß der **blutige Gelenkerguß** abgegrenzt werden, der bei einer Meniskusverletzung nur auftritt, wenn vaskularisierte Anteile des Meniskus verletzt sind, also wenn der **Riß basisnah** liegt. Durch die **Punktion** eines geschwollenen Gelenkes ist so bereits eine gewisse diagnostische Zuordnung möglich. Allerdings ist ein blutiger Gelenkerguß gerade beim Kniegelenk vieldeutig und es sind dann weitere diagnostische Maßnahmen erforderlich.

Bei der klinischen Untersuchung wird auf **typische Meniskussymptome** geprüft, deren Bedeutung man nicht unterschätzen sollte. So können bei Beachtung aller Meniskussymptome 80 % aller Meniskusläsionen oder -schäden durch manuelle Untersuchungsmethoden richtig erfaßt werden. Allerdings ist damit noch keine Aussage über Art und Ausmaß des Meniskusschadens getroffen. Dazu sind in der Regel apparative Untersuchungen

Vielfältige Meniskussymptomatik

Gelenkblockierung – typisches Zeichen eines Meniskus-Korbhenkelrisses

Meniskusschäden können zu 80 % durch manuelle Untersuchungsmethoden richtig erfaßt werden

Wichtigste nichtinvasive apparative Untersuchungsmethode: Kernspintomographie

erforderlich. Hier ist bei den nichtinvasiven Methoden in erster Linie die **Kernspintomographie** zu nennen, mit der Meniskusschäden und -verletzungen mit großer Genauigkeit erfaßt werden können.

Auch die **Sonographie** wird in der Meniskusdiagnostik eingesetzt. Allerdings ist ihre Aussagekraft stark abhängig von der Lokalisation des Schadens und der Erfahrung des Untersuchers.

Arthroskopie nur zu diagnostischen Zwecken nicht gerechtfertigt

Als Goldstandard der Untersuchungsmethoden wird nach wie vor die **Arthroskopie** angesehen. Der damit verbundene Aufwand und das Operations- und Narkoserisiko rechtfertigen ihren Einsatz allerdings nur als **therapeutische Maßnahme**.

Offene Arthrotomien zur Behandlung von Meniskusschäden des Kniegelenkes nur noch in Ausnahmefällen

Bei der Therapie von Faserknorpelverletzungen speziell am Kniegelenk hat sich im letzten Jahrzehnt ein entscheidender Wandel vollzogen. Mit Einführung der Arthroskopie ist die **offene Arthrotomie** des Kniegelenkes zur Sanierung von Meniskusschäden und -verletzung überflüssig geworden und wird als veraltetes, nicht mehr probates Operationsverfahren angesehen. Dies wird vor allem damit begründet, daß offene Eingriffe am Kniegelenk, insbesondere Meniskusoperationen, häufig **sekundäre Gelenkschäden** und Früharthrosen nach sich ziehen.

3.6 Komplikationen nach Gelenkverletzungen

3.6.1 Gelenkversteifung

Arthrofibrosen mit Gelenkversteifung auch nach arthroskopischer Operation von frischen Knieverletzungen

Eine häufige Komplikation, die nach Gelenkverletzungen auftritt, ist die **Gelenkversteifung**. Durch narbige Verwachsungen im Gelenkinneren kommt es zu mehr oder weniger ausgeprägten Funktionseinschränkungen bis hin zu kompletten Versteifungen. Auch nach kleineren Eingriffen wie arthroskopischen Operationen treten solche Komplikationen auf, besonders in der Frühphase nach Verletzungen. So wird beispielsweise bei frischen Kreuzbandrupturen empfohlen, eine geplante **Kreuzbandplastik** nicht direkt nach der Verletzung durchzuführen, sondern zeitversetzt erst einige Wochen später, da ein frühes Operieren eine sogenannte **Arthrofibrose** mit Verklebung der Gelenkkapsel und damit verbundenen Funktionsverlust des Gelenkes nach sich ziehen soll.

Nach einer Verletzung oder einem operativen Eingriff ist die Gelenkschleimhaut in der Regel sehr stark gereizt. Es kommt neben Ergußbildung zu Fibrinausscheidungen. Das meist vorliegende **Hämatom** hat ebenfalls Folgen. Neben der schädigenden Wirkung auf den Gelenkknorpel, aufgrund **enzymatischer**

Eigenschaften des Blutes, bestimmt die Entwicklung des Hämatoms auch den weiteren Verlauf. Es kann sich wieder verflüssigen und dann über die Gelenkschleimhaut abtransportiert werden. Diese **Resorptionsleistung** ist an die Synovialis gekoppelt, die dabei mit einer deutlichen Hypertrophie reagiert.

In anderen Fällen kann es auch zu einer **Gerinnung** des Hämatoms kommen. Dann organisiert sich dieses und wird **bindegewebig** umgewandelt. So kann der gesamte Gelenkinnenraum mit narbigen Bindegewebszügen durchzogen werden, was zu einer erheblichen Funktionsbehinderung führt. Durch entsprechende vorbeugende Maßnahmen läßt sich das vermeiden. So bedarf das Gelenk nach einer Operation oder Verletzung einer fortlaufenden Kontrolle. **Ergüsse**, vor allem wenn es sich um solche mit Blutbeimengungen handelt, müssen bei entsprechendem Volumen abpunktiert werden. Unter Umständen sind abschwellende, **entzündungshemmende Medikamente** erforderlich. Die **Funktion** muß durch krankengymnastische und balneologisch-physikalische Therapiemaßnahmen wiederhergestellt und aufrechterhalten werden.

Blutige Ergüsse schaden dem Gelenk in zweierlei Hinsicht: sie greifen den Knorpel an und können zu bindegewebigen Verwachsungen führen

Dies gilt insbesondere für das Kniegelenk mit seinem sehr großen und stark verzweigten **Synovialraum**. Aber auch andere Gelenke wie das **Ellenbogengelenk** oder das **Sprunggelenk** neigen nach Verletzungen oder Operationen zu Gelenkversteifungen.

Wenn es trotz aller Behandlungs- und Vorsichtsmaßnahmen zu einer Gelenkversteifung kommt, ist oft eine **Narkosemobilisation** erforderlich. Diese kann geschlossen erfolgen. Dabei wird das Gelenk gewaltsam durchbewegt, wobei sich die **narbigen Verwachsungen** lösen und die Funktion wiederhergestellt wird. Daran schließt sich eine konsequente krankengymnastische Behandlung an, um die erreichte Funktionsverbesserung zu halten und eine erneute Versteifung zu verhindern, insbesondere da solch eine **Manipulation** eine weitere Traumatisierung des Gelenkes darstellt. Mit einer zusätzlichen medikamentösen Behandlung wird versucht, die Ausbildung narbiger Verwachsungen zu verhindern. Das Risiko bei der Mobilisation besteht darin, daß es zu Frakturen kommen kann, vor allem wenn durch längerdauernde Immobilisierung eine sogenannte **Immobilisationsosteoporose** vorliegt.

Narkosemobilisation bei bleibenden Gelenkversteifungen offen und geschlossen möglich

Am häufigsten werden Mobilisationen am **Schultergelenk** durchgeführt, weil **Schultersteifen** die häufigsten Gelenkversteifungen sind. Allerdings ist die Ursache hier seltener eine Verletzung, sondern häufiger eine **entzündliche oder degenerative Schultererkrankung**. Die Schultergelenksversteifung wird durch eine anatomische Besonderheit des Schultergelenks begünstigt. Die sackartige weite Ausstülpung der **Gelenkkapsel** in die Achselhöhle, die zur enormen Beweglichkeit des Schultergelenkes beiträgt, neigt bei längerer Ruhigstellung zu **Verklebungen** und schränkt so die Funktion des Gelenkes ein.

Schultersteife häufigste Gelenkversteifung

3.6.2 Instabilitäten

Instabilität – Laxität

Im englischen Sprachgebrauch gibt der Begriff „**Instabilität**" das subjektive Empfinden des Patienten wieder, während die objektiv durch den Untersucher oder apparativ nachgewiesene Instabilität als „**Laxität**" bezeichnet wird. Ein weiterer Begriff, der in diesem Zusammenhang häufig auftaucht, ist das sog. „**giving way**", das Wegknicken, das subjektiv so vom Patienten empfunden wird und dem ein plötzliches reflektorisches Versagen der Muskulatur zugrunde liegt.

„giving way"

Multidirektionale Kniegelenksinstabilitäten je nach Ausmaß der Schädigung

An vielen Gelenken kommt es nach Verletzungen des Kapsel-Band-Apparates zu **chronischen Instabilitäten**. Am häufigsten betroffen ist das obere Sprunggelenk nach **fibularer Kapsel-Band-Ruptur**. Auch am Kniegelenk treten nach **Kreuzbandverletzungen** chronische Instabilitäten auf, wobei es sich je nach Mitbeteiligung der verschiedenen aktiven und passiven Stabilisatoren häufig um **multidirektionale Instabilitäten** handelt, d. h., sie wirken sich in verschiedenen Ebenen aus.

Operative Behandlung von Instabilitäten nicht in jedem Fall erforderlich

Manche leichte Formen der Instabilität sind tolerierbar und auch mit **Alltagsaktivitäten** und **bestimmten Sportarten** ohne großen Einsatz vereinbar. Dies trifft für die Instabilität nach einer Ruptur des vorderen Kreuzbandes zu, wenn sie beispielsweise einen älteren Sportler betrifft. Auch geringgradige Instabilitäten des oberen Sprunggelenkes sind tolerierbar. Überdies besteht die Möglichkeit, bei solchen Instabilitäten durch gezieltes Muskeltraining die **aktiven Stabilisatoren** zu kräftigen und die **muskuläre Koordination** zu verbessern. Weiterhin kann das Gelenk von außen passiv mit einer **Orthese** stabilisiert werden.

Operative Behandlung von Instabilitäten auch unter präventiven Gesichtspunkten

Die Indikation zu **operativem Vorgehen** bei Gelenkinstabilitäten ist von mehreren Faktoren abhängig. Neben **Alter, Leistungsanspruch** und subjektiven Beschwerden spielen auch **präventive Gesichtspunkte** eine Rolle, da lang bestehende Instabilitäten zu einem **vorzeitigen Gelenkverschleiß** durch unphysiologische Belastung des Gelenkknorpels führen.

3.6.3 Frühzeitiger Gelenkverschleiß

Gelenkverschleiß durch Schädigung des hyalinen Gelenkknorpels

Die wichtigste Struktur eines Gelenkes ist der **hyaline Gelenkknorpel**. Dieses Gewebe ist im Vergleich zu anderen Geweben des Körpers nur wenig regenerationsfähig. Als Ersatzgewebe steht unter bestimmten Voraussetzungen **Faserknorpel** zur Verfügung. Dieser kann aber aufgrund seiner minderen biomechanischen Eigenschaften kein vollwertiger Ersatz sein. Mit dem **Knorpelverlust** ändert sich die morphologische Beschaffenheit der Gelenkkörper. Freiliegender Knochen tritt miteinander in gelenkigen Kontakt. Unter dem Einfluß der Reibung werden dessen Oberflächen mit der Zeit spiegelglatt.

Andere wichtige Eigenschaften des hyalinen Gelenkknorpels, wie das Dämpfungsvermögen, fehlen dem Knochengewebe. Der Knochen ist an diese Form der Belastung nicht adaptiert und reagiert darauf mit Knochenanbau in Form von **Randwülsten,** um durch Flächenvergrößerung eine Druckentlastung zu bewirken. Unter der Oberfläche bilden sich **Hohlräume,** sogenannte Zysten, in denen Abraummaterial abgelagert wird. Dazu tritt eine vermehrte Durchblutung sowohl des Knochens als auch des Begleitgewebes auf. Die Synovialis ist ödematös verdickt, die Blutgefäße sind vergrößert und es wird vermehrt **Gelenkflüssigkeit** produziert. Durch abgesprengte Knorpelknochenfragmente werden an der Schleimhaut Fremdkörperreaktionen ausgelöst, die wiederum zu einer reaktiv erhöhten Produktion von Synovialflüssigkeit führen. Es kommt zu einer Gelenkschwellung mit Ergußbildung. All diese Veränderungen machen das Krankheitsbild einer **Arthrose** aus.

Freiliegender Knochen reagiert mit Flächenvergrößerung zur Druckentlastung

Gelenkverschleiß mit typischen Veränderungen und Reaktionen der Gelenkstrukturen

Entzündliche Reaktionen der Gelenkschleimhaut

Ist dieser Zustand einmal erreicht, sind in der Regel **operative Behandlungsmaßnahmen** angezeigt. In fortgeschrittenen Stadien und entsprechendem Alter können diese beispielsweise im Ersatz durch ein künstliches Gelenk bestehen. Aber auch **gelenkerhaltende Eingriff**e wie Achskorrekturen, die die mechanische Belastung reduzieren, **Gelenktoiletten,** bei denen die Schleimhaut, Knorpelknochenfragmente sowie Osteophyten abgetragen werden, können das Fortschreiten der Arthrose zumindest für einige Zeit stoppen.

Operative Behandlungsmöglichkeit der Arthrose

Am häufigsten sind das Knie- und das Hüftgelenk von einer Arthrose betroffen. Andere Gelenke, an weniger gewichtsbelasteten Extremitäten, reagieren auf traumatische Schädigungen ebenfalls mit einer **Spätarthrose.** Auch unter diesem Gesichtspunkt ist die Behandlung einer Gelenkverletzung zu sehen.

Arthrose besonders häufig an Knie- und Hüftgelenk

3.6.4 Begleitverletzungen

Bei einer Gelenkverletzung können neben typischen Gelenkstrukturen auch wichtige Gewebe in der Umgebung geschädigt werden: **Nerven und Blutgefäße,** ebenso wie **Muskeln und Sehnen.**

Typisches Beispiel einer Begleitverletzung eines Nerven ist die Läsion des N. axillaris bei der Schulterluxation. Im Verlauf des Nerven durch die **laterale Achsellücke** kann es insbesondere bei der häufigen **vorderen und unteren Luxatio**n zu einer Kompression mit typischen Ausfallserscheinungen kommen. Diese bestehen in einem **Sensibilitätsausfall** an der Streckseite des Oberarms und einer **motorischen Lähmung** des M. delto-ideus. Sehr ernste **Gefäßnervenkomplikationen** treten bei **Luxationsfrakturen** des Ellenbogengelenkes auf, ebenso wie bei der allerdings seltenen kompletten Kniegelenksluxation.

Lähmung des N. axillaris typische Begleitverletzung bei der Schulterluxation

Nerven- und Gefäßverletzungen sind ernste Komplikationen von Gelenkverletzungen mit Dauerschäden

An die Möglichkeit solcher Komplikationen muß gerade bei Luxationen von Extremitätengelenken gedacht werden. Daher ist in diesen Fällen besonders die **Durchblutung** der betroffenen Extremität und ebenso die motorische und sensible **Nervenfunktion** zu prüfen. Bei nachweisbaren Schädigungen ist eine **sofortige Entlastung** durch gezieltes therapeutisches Eingreifen, eventuell auch durch operative Maßnahmen erforderlich.

3.6.5 Pathomechanismus der Knorpelschädigung

Knorpelschädigungen lassen sich im Tierexperiment durch verschiedene Maßnahmen auslösen (*Abb. 33*).

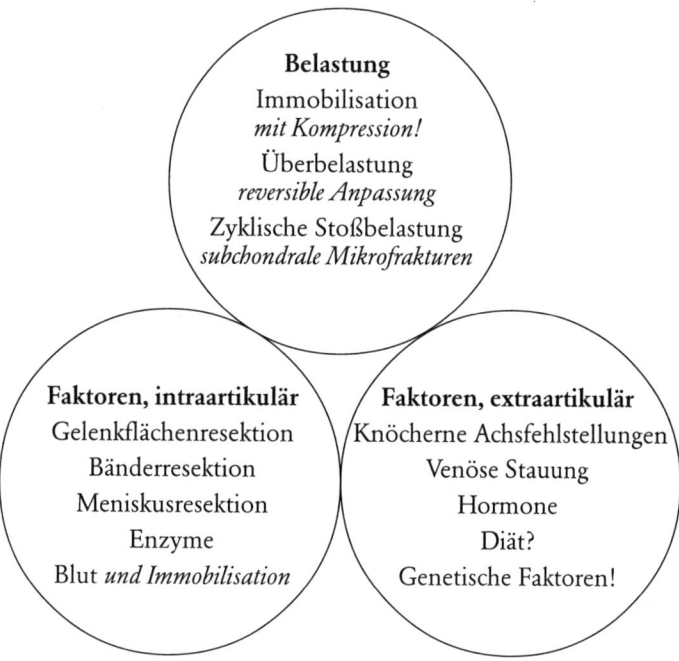

Abb. 33: Faktoren und Maßnahmen, die eine Arthrose auslösen.

Reversible und irreversible Knorpelschädigung

Die Erfahrung zeigt, daß viele dieser Ursachen auch beim menschlichen Gelenk eine Rolle spielen. In den meisten Studien wurde die **Belastung des Gelenkes** und deren Auswirkung auf den Gelenkknorpel untersucht. So zeigt sich, daß **Immobilisation**, besonders wenn sie unter **Kompression** erfolgt, zu einer raschen und **irreversiblen Knorpeldegeneration** mit Ausbildung einer Arthrose führt, während bei Immobilisation **ohne Kompression** der Knorpelschaden reversibel ist.

Von besonderer Bedeutung im Zusammenhang mit Sportschäden sind Überlastungen. Bei diesen werden **Anpassungsvorgänge** der Knorpelbestandteile mit Veränderungen der Grundsubstanz beobachtet, die aber vollständig reversibel sind. Dagegen bewirken **zyklische Stoßbelastungen** durch **Mikrofrakturen** der subchondralen Knochenlamelle das **Auftreten sekundärer irreversibler Knorpelschäden**.

„Exercise-Belastung" mit reversiblen Knorpelveränderungen

Den **extraartikulären Ursachen** zuzurechnen sind Änderungen der Achsgeometrie des Gelenkes, wie sie beispielsweise nach Frakturen mit verbleibenden Fehlstellungen vorkommen. Die daraus resultierende Belastungsänderung führt auf Dauer zu degenerativen Knorpelveränderungen.

Dies entspricht der allgemeinen praktischen Erfahrung, wonach im Gefolge von **posttraumatischen Achsveränderungen** häufig Sekundärarthrosen an benachbarten Gelenken auftreten.

Posttraumatische Achsfehlstellungen lösen frühzeitigen Gelenkverschleiß an angrenzenden Gelenken aus

Die Wirkung **diätetischer Maßnahmen** sowie der Effekt von **Hormonbehandlungen** sind nicht vollständig geklärt. Es scheint, daß erst zusammen mit anderen Faktoren eine Knorpelschädigung ausgelöst wird. Das gleiche gilt für die häufig angeschuldigten **genetischen Faktoren**.

Intraartikuläre Manipulationen wie **Gelenkflächenresektion, Bänderresektion** und **Meniskusresektion** führen zur Arthrose. Dies ist am Kniegelenk durch die früher häufig durchgeführte **offene Meniskusoperation** hinreichend belegt. Nicht unterschätzt werden darf die Gefahr, die vom Blut mit seinen enzymatischen Bestandteilen ausgeht. Diese können den Knorpel angreifen und zerstören. Das ist mit ein Grund, jeden blutigen Gelenkerguß abzupunktieren.

Intraartikuläre Veränderungen bewirken eine Knorpelschädigung

3.7 Heilungsvorgänge an Knorpel, Meniskus und Bändern

3.7.1 Physiologie der Knorpelheilung

Aufgrund seiner strukturellen Zusammensetzung und seiner physiologischen Besonderheit ist die **Regenerationsfähigkeit** des hyalinen Knorpels eingeschränkt. Experimentell ist gezeigt worden, daß **Knorpelschäden**, die nicht die gesamte Knorpeldicke erfassen, nur eine geringe Heilungstendenz aufweisen, während bei Knorpeldefekten, die bis zur Markhöhle des Knochens reichen, eine **bessere Heilungstendenz** zu beobachten ist. Ein solcher tiefgehender Knorpeldefekt wird dabei durch Ersatzgewebe

Experimentell zeigen flache Knorpelschäden nur geringe Heilungstendenz

Knorpelneubildung aus undifferenzierten Mesenchymzellen bei tiefreichenden Knorpeldefekten

aufgefüllt, das aus undifferenzierten **Mesenchymalzellen** des Knochenmarks gebildet wird; der verbleibende Knorpel ist daran nicht beteiligt. Meist entsteht **Faserknorpel**, es kann aber auch Knorpel sein, der in seiner Zusammensetzung mehr dem hyalinen Knorpel ähnelt – das hängt von der Lokalisation, vom Ausmaß des Schadens und vom Alter ab. Aber auch der wie hyaliner Knorpel aussehende **Ersatzknorpel** unterscheidet sich von diesem sowohl histologisch als auch biochemisch und biomechanisch, so daß letztlich kein vollwertiger Ersatz stattfindet.

Der Heilungsvorgang nimmt im Tierexperiment 12 bis 24 Wochen in Anspruch und scheint durch **frühzeitige passive Bewegung** positiv beeinflußt zu werden.

Oberflächige Knorpelschäden werden durch Knorpelmatrix der verbleibenden Chrondrozyten ausgeglichen

Nach einem sogenannten **Knorpelshaving**, also einem Abtragen oberflächlicher defekter Knorpelschichten, zeigt sich ein anderer Heilungsmechanismus: Die verbleibenden Chondrozyten werden zu einer **erhöhten Syntheseleistung** angeregt und der Defekt wird durch vermehrte Bereitstellung von Knorpelmatrix teilweise ausgeglichen. Allerdings scheint der so geheilte Knorpel anfälliger für frühe degenerative Veränderungen zu sein.

Frühzeitige Bewegungstherapie verbessert die Qualität des Knorpelregenerates

Offensichtlich ist die **Qualität des Regenerats** durch eine frühzeitige funktionelle Therapie zu verbessern, wobei besonders die weniger belastende **Passivbewegung** Vorteile bringt. Der Mechanismus, der diesem Effekt zugrunde liegt, wird in dem für die Zellen und die Matrix wichtigen Aufbau **hydrostatischen Drucks** gesehen. Dabei wird insbesondere die Biosynthese der Chondrozyten stimuliert. Durch die Bewegung wird die Stoffwechselversorgung des Gelenkknorpels über die Synovialflüssigkeit verbessert und damit die Regeneration des Gelenkknorpels gefördert. Auch **zyklische Belastung** scheint den Knorpelstoffwechsel anzuregen.

3.7.2 Meniskusheilung

Histologisch besteht der Meniskus aus Faserknorpel, bei dem der Kollagenfaseranteil in der Knorpelmatrix überwiegt. Diese **Kollagenfasern** sind zirkulär im Meniskus angeordnet und nur wenige weisen einen radiären Verlauf auf. In biomechanischen Untersuchungen konnte nachgewiesen werden, daß der Meniskus ca. 50 % der **Kompressionsbelastung** aufnimmt, die in Streckstellung auf das Kniegelenk wirkt, und daß bei 90°-Beugung aufgrund des abnehmenden Krümmungsradius der Kondylen sogar 85 % der Last über den Meniskus gehen. Neben der Gewichtsaufnahme spielt auch die **Stoßabsorptionsfähigkeit** des Meniskus eine wichtige Rolle. Die Menisken tragen überdies zur Gelenkstabilität bei und sind – da besonders im Hinter- und im Vorderhornbereich mit Nervenenden versorgt – wichtige Elemente der **Propriozeption**.

Funktion der Menisken: Gewichtsaufnahme, Stoßabsorption, Stabilisation

Die Gefäßversorgung des Meniskus beschränkt sich im wesentlichen auf das periphere Drittel, also den **peripheren Meniskusrand**. Bei einem Riß innerhalb der vaskularisierten Zone kommt es zu Fibrinausschüttung sowie einer Proliferation undifferenzierter Mesenchymalzellen, aus denen sich innerhalb von 10 Wochen eine Heilung über eine **fibrovaskuläre Narbe** entwickelt. Die Umwandlung in normalen Faserknorpel erfordert darüberhinaus noch mehrere Monate.

Meniskusheilung auf das periphere Drittel beschränkt

Ausheilung über fibrovaskuläre Narbe

Demgegenüber zeigen Risse in der **zentralen avaskulären Zone** keine Heilungstendenz, so daß ein hier abgerissener Meniskus exzidiert werden muß. Entscheidend für die Notwendigkeit einer Behandlung ist aber auch die **Länge eines Risses**. In der Regel bedürfen kurze Risse von weniger als 7 mm keiner Behandlung.

Kurze Risse in der avaskulären Zone nicht zwingend behandlungsbedürftig

Die Nachbehandlung unterscheidet sich bei der **Meniskusresektion** deutlich von der **Meniskusnaht**, da der Heilungsvorgang bei einer Naht durch frühzeitige Belastung gestört wird. Während bei Meniskus(teil)resektionen schon in den ersten Tagen nach der Operation mit Bewegungsübungen und zunehmender Gewichtsbelastung begonnen wird, ist in den ersten sechs Wochen nach einer Meniskusnaht nur eine Kontaktbelastung erlaubt und die Beweglichkeit wird erst nach sechs Wochen völlig freigegeben. Mit **vorsichtigen Sportübungen** kann erst drei Monate nach der Operation begonnen werden. Das Ergebnis des operativen Vorgehens wird insbesondere auch von der **Stabilität des Gelenkes** bestimmt. Kommt zur Meniskusläsion bei instabilen Gelenken noch eine Gelenkinstabilität wie bei Kreuzbandrupturen hinzu, sind die Erfolgsaussichten solcher Meniskusrefixationen zweifelhaft.

Meniskusnaht erfordert längere Rehabilitationsphase

Bei weitgehender Zerstörung des Meniskus, die eine totale Entfernung erforderlich macht, werden in zunehmendem Maße auch **Meniskustransplantationen** in Erwägung gezogen. Dabei läßt man sich von der Vorstellung leiten, daß es in dem durch komplette Meniskusresektion instabil gewordenen Gelenk zu einer Früharthrose kommt.

Meniskustransplantationen noch keine etablierte Therapieverfahren

Aufgrund der bekannten Transplantationsproblematik und dem Umstand, daß diese Operationen kaum arthroskopisch durchgeführt werden können, hat diese Technik des Meniskusersatzes bisher kaum Verbreitung gefunden.

3.7.3 Bänderheilung

Bänder, die im **Verbund einer Gelenkkapsel** liegen, heilen in der Regel ohne Defekt aus. So sind mediales und laterales Kollateralband des Knies sechs bis acht Wochen nach Verletzung regeneriert, gleich ob operativ oder nichtoperativ behandelt wurde.

Die Reparation läuft in Stufen ab. Histologisch findet sich nach der Einblutung zunächst eine **Gefäßeinsprossung** in den Defekt. Dabei bildet sich in den ersten Wochen eine große Ansammlung von Bindegewebszellen. In diesem **Proliferationsstadium** nimmt die Zahl der Kollagenfasern stark zu. Diese richten sich im weiteren Verlauf zunehmend in Längsrichtung aus. Allerdings sind **noch nach 40 Wochen** histologische Veränderungen gegenüber normalen Bandstrukturen festzustellen. Ebenso ist die biomechanische Beanspruchbarkeit gegenüber normalem Gewebe auch nach abgeschlossener Heilung noch deutlich vermindert.

Endgültige Reparation bei Bandverletzungen dauert einige Monate

Bei intraartikulär verlaufenden Bändern, wie dem **vorderen Kreuzband**, sieht der Heilungsverlauf völlig anders aus. Dieses Band liegt isoliert im Gelenk und ist nur von einer **dünnen Synovialgewebsschicht** umgeben. Nach einer kompletten Durchtrennung kommt es in der Regel zu **keiner Regeneration**. Es entwickelt sich allenfalls mechanisch wenig belastbares **Bindegewebe**. Im Tierexperiment kommt es darüberhinaus rasch zu einer Degeneration des gesamten Gelenkes.

Im Tierexperiment: schnelle Gelenkdegeneration nach kompletter Durchtrennung des vorderen Kreuzbandes

Beim Menschen treten solche Gelenkdegenerationen weniger schnell in Erscheinung. Hier scheinen auch nach Wegfall des vorderen Kreuzbandes **sekundäre Haltestrukturen** die Führung des Gelenkes ausreichend zu gewährleisten und damit einen vorzeitigen Verschleiß zu verhindern. Bei **inkompletten Rupturen** ist eine teilweise Regeneration des vorderen Kreuzbandes zu erwarten, zumindest wenn sich keine zweite Ruptur aufpropft. Die **mechanische Belastbarkeit** stellt sich bei jüngeren Menschen schneller wieder ein, ist aber auch nach einem Jahr noch nicht vollständig wiederhergestellt.

Mit der **frühfunktionellen Therapie** bei Kapsel-Band-Rupturen sollen nachteilige Effekte der Immobilisation auf Strukturen des Band- und Kapselgewebe vermieden werden. Diese bestehen in strukturellen Veränderungen an den Zellen und Fasern des Bindegewebes, wobei die **Gesamtkollagenmasse** abnimmt und der **Glukosamin- und Proteoglykangehal**t sich deutlich verringert. Das geht mit einer erheblich reduzierten biomechanischen Belastbarkeit einher.

Immobilisation führt zu erheblichen strukturellen Veränderungen des Kapsel-Band-Apparates

Weiterhin ist die **Bedeutung der Frühmobilisation** im Zusammenhang mit dem gesamten Gelenk zu sehen. Alle **periartikulären und intraartikulären Strukturen,** angefangen vom Gelenkknorpel über Fettkörper bis hin zur Gelenkkapsel und der Synovialis, degenerieren unter der Immobilisation, was sich nachteilig auf das Gelenk als Ganzes auswirkt.

3.8 Sport als Ursache von Arthrosen

Die Bedeutung der **sportlichen Überlastung** als pathogenetischer Faktor bei der Entwicklung einer Arthrose wird im allgemeinen zurückhaltend beurteilt. In tierexperimentellen Untersuchungen ist mit **Trainingsüberlastungen** kein irreversibler Knorpelschaden produzierbar. Dem steht gegenüber, daß in einigen epidemiologischen Untersuchungen bei **Sportarten mit hohen Stoßbelastungen** eine gewisse Häufung von Arthrosen gesehen wird. Damit hätten solche mechanischen Überbeanspruchungen einen ähnlichen Stellenwert wie Überlastungen bei der Arbeit. Im Sport trifft dies nur für einige wenige Sportarten zu und für die Entstehung einer Arthrose sind solche Überlastungen lediglich als **Kofaktoren** zu bewerten.

Mechanische Überbelastung bei experimentellen Arthrosemodellen nur Kofaktor

Bei der Entstehung einer primären Arthrose wird initial eine **Knorpelläsion** vermutet, aus der sich bei Vorliegen von **Risikofaktoren** wie Überlastung sowie Mikrotraumatisierung, Übergewicht und genetischer Disposition eine Arthrose entwickeln kann. Aus einer **präarthrotischen Deformität** (s. *Tab. 10*) entwickelt sich bei Hinzutreten der eben genannten Risikofaktoren eine sogenannte **Sekundärarthrose**.

Primäre Arthrose beginnt mit Knorpelläsion

Tab. 10: Beispiele für präarthrotische Deformitäten.

Gelenkdysplasie	Fehlstellung
Chondronekrose	Asymmetrie
Trauma	Chondromatose
Arthritis	Achsdeformität

Ein sicherer Zusammenhang zwischen Arthrose und sportlicher Belastung ist bei Traumatisierung des Gelenkes gegeben. Sportverletzungen mit Gelenkbeteiligung oder mit nachfolgender knöcherner **Fehlstellung** und Achsdeformität führen bei Vorliegen weiterer Risikofaktoren sehr schnell zu einer **frühen Sekundärarthrose**.

Frühe und späte Form der Sekundärarthrose

Die Bedeutung der einzelnen Risikofaktoren ist unterschiedlich. Während **präarthrotische Deformitäten** wie posttraumatische Fehlstellungen auch bei Fehlen weiterer Risikofaktoren zu **Sekundärarthrosen** führen, ist beim alleinigem Vorliegen sog. **exogener Risiken** wie Belastung, Gewicht, Alter, ohne Hinzutreten zusätzlicher Faktoren und bei **intakter biologischer Gelenkbeschaffenheit** zunächst keine Arthrose zu erwarten (*Abb. 34*).

Posttraumatische Arthrose nach Gelenkverletzung häufig

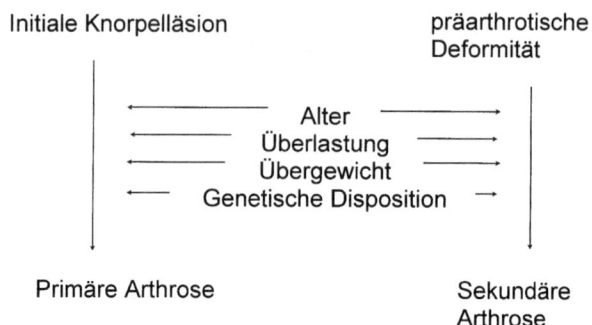

Abb. 34: Epidemiologisch nachweisbare Risikofaktoren der Arthrose.

Eine initiale Knorpelläsion kann dagegen mit zunehmendem Alter zur Arthrose führen, ohne daß erkennbare weitere Risikofaktoren hinzutreten müssen.

Stoßbelastung führt über Frakturierung der subchondralen Knochenlamelle zu sekundären Knorpelschäden

Von den äußeren Belastungsformen gilt die zyklische Stoßbelastung als besonderers risikoreich. Dabei kommt es durch **Mikrofrakturierung der subchondralen Knochenlamelle** zu sekundären Knorpelschäden. Bei diesem Mechanismus spielt auch das Körpergewicht eine wichtige Rolle, während das alleinige Vorliegen des Risikofaktors „Übergewicht" normalerweise nicht ausreicht, um den Arthroseprozeß in Gang zu setzen.

Arthroserate steigt mit dem Alter deutlich an

Zwischen **Alter und Arthrose** besteht eine enge Beziehung, wie die Statistik zeigt. Von Sektionsbefunden her ist bekannt, daß mit steigendem Alter pathologische Hüftgelenksveränderungen deutlich zunehmen. Während bei den unter 50jährigen Knorpelschäden nur in 20 % zu erwarten sind, sind es bei 50-60jährigen bereits 50 % und in der Gruppe der 70-90jährigen weist fast jedes Hüftgelenk solche Veränderungen auf.

Auch röntgenologisch zeigt sich mit steigendem Lebensalter eine deutliche Zunahme der Arthrose.

Alterung des Knorpelgewebes mit strukturellen Veränderungen

Als Ursache werden strukturelle Alterungsvorgänge der Gelenkstrukturen angenommen. Die Zusammensetzung des hyalinen Gelenkknorpels ändert sich im Alter, was auf eine verminderte **Knorpelzellfunktion** zurückzuführen ist. So nimmt der Wassergehalt kontinuierlich ab, die Proteoglykanaggregate verändern sich und die Kollagenfasern werden zunehmend dicker. Damit nimmt die mechanische Reißfestigkeit ab und die Dauerbelastbarkeit wird reduziert.

Degeneration der übrigen Gewebsstrukturen

Von diesen Altersveränderungen sind die übrigen Strukturen des Gelenkes ebenfalls betroffen. **Gelenkkapsel** und die **Gelenkbänder** degenerieren mit zunehmendem Alter. Als Ursache gilt auch hier ein reduzierter Zellstoffwechsel. Daraus resultiert letztlich eine **verminderte mechanische Belastbarkeit.** So konnte experimentell gezeigt werden, daß die **Zugfestigkeit** des vorderen Kreuzbandes bei einem 50jährigen im Vergleich zu einem jugendlichen Erwachsenen nur noch ein Drittel beträgt.

Vor diesem Hintergrund mag es überraschen, daß dennoch in höherem Alter Band-, Kapsel- und Sehnenverletzungen nicht ebenso zunehmen wie die Arthrose. Insofern könnte die starke **Abnahme körperlicher Aktivität im Alter** sogar als vorteilhaft angesehen werden.

3.8.1 Arthrose und körperliches Training

Die Arthrose betrifft in ihrer Gesamtsymptomatik wie andere Erkrankungen auch die **somatische**, die **psychische** und die **soziale Ebene**. Diese drei Komponenten spielen in vielen Bewertungsschemata und Klassifikationen eine Rolle, wenn beispielsweise Parameter wie „Schmerz", „Funktion" und „Alltagsaktivitäten" zur Bewertung der Schwere der Erkrankung herangezogen werden.

Symptomatik der Arthrose mit somatischer, psychischer und sozialer Kom-ponente

Die subjektive Schmerzkomponente kann für sich schon als eine Indikation für den Gesundheitssport bei vielen chronischen Erkrankungen gesehen werden. Der nachgewiesene schmerzlindernde Effekt beruht auf einer vermehrten hypophysären Hormonfreisetzung sowie einer Aktivierung der zentralen Schmerzregulation, die zu einer **Erhöhung der Schmerzschwelle** führt. Auch psychologische Effekte werden als Ursache des Therapieeffektes gesehen. Die **Selbstbestätigung** bei der sportlichen Belastung soll ebenfalls positive Auswirkung auf die Schmerzsymptomatik haben.

Gesundheitssport indiziert bei der Behandlung chronischer Schmerzpatienten

Psychologische und physiologische Effekte

Die **soziale Behinderung,** die mit dem Schweregrad der Arthrose einhergeht, läßt sich durch geeignete Maßnahmen im Rahmen der Sporttherapie behandeln. Dies gilt vor allem, wenn Bewegungstherapieformen und Sportarten gewählt werden, die in Gruppen durchgeführt werden können. Dabei sind besonders solche Modelle erfolgversprechend, die direkt an bestehende **allgemeine Einrichtungen** wie Schulen, Schwimmbäder und Gesundheitszentren geknüpft sind, weil damit die Ausfallrate erheblich reduziert werden kann.

Therapieerfolg bei sozialer Behinderung

Die Effekte des Gesundheitssports auf der somatischen Ebene orientieren sich an den **motorischen Grundbeanspruchungsformen** „Koordination, Funktion, Kraft, Schnelligkeit, Ausdauer". So sind nicht nur **zentrale Strukturen** des Gelenkes, die von der Arthrose unmittelbar betroffen werden, wie der hyaline Gelenkknorpel und die Synovialis, sondern ebenso **wichtige Begleitstrukturen,** wie Kapsel-Band-Apparat und die Muskulatur, und mehr noch die allgemeine Leistungsfähigkeit Gegenstand der therapeutischen Bemühungen. Die **Anpassungsfähigkeit** der unmittelbar betroffenen Strukturen des Gelenkes wie Knorpel, Kapsel und Bänder ist im Alter begrenzt, zudem muß die ver-

Motorische Beanspruchungsformen auch bei Arthrose Zielparameter der Sporttherapie

Erhalt der Gesamtfunktion des Gelenkes im Mittelpunkt der Sporttherapie

minderte Belastbarkeit dieser Gewebe mit zunehmendem Alter berücksichtigt werden.

Größere Bedeutung kommt der **Gesamtfunktion** des Gelenkes zu, mit deren Verbesserung die Behinderungen bei Alltagsaktivitäten entscheidend beeinflußt werden können. Darüberhinaus zeigt sich auch, daß die **aktuelle Funktion** eines Gelenkes bei anstehenden Gelenkoperationen für den Erfolg der operativen Maßnahme und das **spätere funktionelle Ergebnis** mitentscheidend ist.

Weitere Zielparameter der Sporttherapie sind die **Koordination** und die **Ausdauer**. Die mit der Arthrose einhergehende Funktionseinschränkung der Gelenke und die resultierende Behinderung führen hier ebenfalls zu ausgeprägten Defiziten, die einer Therapie zugänglich sind.

Das gilt in gleichem Maße für die **Muskelkraft**, deren Minderung **konstantes Begleitsymptom** bei Vorliegen einer Arthrose ist. Auch hier erscheint es sinnvoll, gezielte Sporttherapiemaßnahmen einzusetzen. Daß dabei auch ein dosiertes Krafttraining angebracht ist, ergibt sich aus dem Befund, daß Kraft im Alter durchaus noch trainierbar ist.

Muskelkraft auch im Alter noch traimierbar

3.9 Überprüfungsfragen zu Kap. 3

1. Welche Strukturen sind am Aufbau eines Gelenkes beteiligt?
2. Woraus besteht hyaliner Gelenkknorpel?
3. Bei welchen Gelenkverletzungen findet man einen blutigen Gelenkerguß?
4. Welche Funktionen haben die Kniegelenksmenisken?
5. Welche nervalen Strukturen findet man im Kapsel-Band-Gewebe?
6. Welche biomechanischen Funktionen weist der hyaline Gelenkknorpel auf?
7. Wie hoch ist der Anteil an Kapsel-Band-Verletzungen des oberen Sprunggelenkes an der Gesamtzahl aller Sportverletzungen?
8. Warum sind offene Gelenkverletzungen als Notfall anzusehen?
9. Wie unterscheiden sich im Heilungsverlauf intrakapsulär liegende Bänder wie die fibularen Bänder des Sprunggelenkes von isoliert im Gelenk liegenden Bändern wie dem vorderen Kreuzband des Knies?
10. Welche zwei Gelenke sind von Luxationen am häufigsten betroffen?
11. Welche Begleitverletzungen treten bei Gelenkluxationen häufig auf?

12. Welche Therapiemöglichkeiten gibt es bei Knorpelschäden?
13. Was ist ein Meniskuskorbhenkelriß?
14. Welche Komplikationen können bei Gelenkverletzungen auftreten?
15. Welche Rolle spielt die Überlastung bei der Entstehung einer Arthrose?
16. Wie wirkt sich gezieltes körperliches Training bei bestehender Arthrose aus?

4 Muskulatur

4.1 Anatomie

Muskelgewebe kommt im menschlichen Körper in drei Formen vor:

1. Glatte Muskulatur
2. Herzmuskelgewebe
3. Skelettmuskulatur

Die Skelettmuskulatur weist einige anatomische Besonderheiten auf, die es ihr im besonderen Maß ermöglichen, Kraft zu erzeugen.

Der Skelettmuskel ist von einer äußeren bindegewebigen Hülle, der **Muskelfascie**, umgeben. Diese enthält **Muskelfaserbündel,** die ihrerseits wieder durch Bindegewebe abgetrennt sind. In diesen Faserbündeln sind **Muskelfasern** zusammengefaßt, die je nach Muskel bis zu mehreren Zentimetern lang und einige Millimeter dick sein können. An ihrer Oberfläche kann man schon die typische Feinstrukturierung erkennen. Die eigentliche Funktionseinheit des Muskels ist das Sarkomer, aufgebaut aus **Myofibrillen,** die ihrerseits wieder aus Filamenten, den **Myofilamenten,** bestehen.

Die typische Querstreifung wird durch bestimmte Abschnitte der Myofilamente hervorgerufen. Der Z-Streifen ist die Verbin-

Skelettmuskulatur = quergestreifte Muskulatur

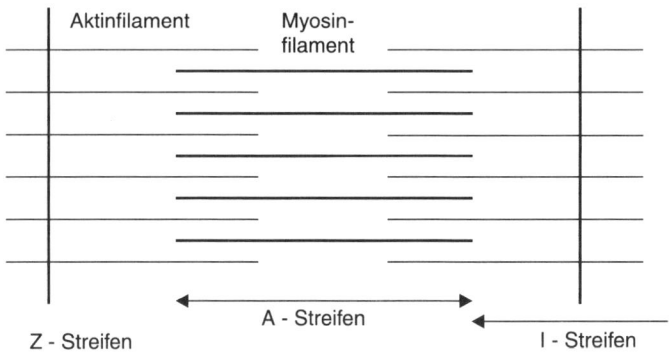

Abb. 35: Funktionseinheit des Muskels mit Aktin- und Myosinfilamenten begrenzt von Z-Streifen.

dungslinie der hintereinandergeschalteten Myofilamente, A-Streifen und I-Streifen entstehen durch die Anordnung der Actin- und Myosinanteile (*Abb. 35*).

Muskelarbeit bedingt einen sehr hohen Stoffwechsel, der durch eine gute **Gefäßversorgung** garantiert wird. Die Blutgefäße werden über einen gemeinsamen **Gefäßnervenstrang** an die Muskulatur herangeführt, verzweigen sich im umgebenden Bindegewebe der einzelnen Muskelfasern und erreichen dann über Kapillargefäße die einzelnen Fasern. Zahlreiche Querverbindungen und **Anastomosen** gewährleisten eine Aufrechterhaltung der Blutversorgung der einzelnen Muskelfasern während der Muskelkontraktion. Diese führt an den unteren Extremitäten während des Gehens oder Laufens zu einer zyklischen Kompression, die eine wichtige Grundlage des sogenannten **Venenpumpensystems** ist, mit dem venöses Blut aus den Extremitäten zurückgeführt wird.

Optimale Blutgefäßversorgung garantiert Durchblutung auch bei Kontraktion

Andererseits reduziert der bei der Muskelaktivität erhöhte Gewebsdruck die **Mikrozirkulation** innerhalb des Muskels. Der Druck innerhalb des Muskels wird von vielen Faktoren, unter anderem auch der Art der Belastung, beeinflußt. In der Tibialis-anterior-Loge beispielsweise werden beim normalen Laufen Druckwerte von über 50 mm Hg gemessen, beim Fersenlaufen liegen diese Werte noch erheblich höher. Dies wird in der Regel bei Belastung gut kompensiert, bei zyklischer Höchstbelastung auch durch Umschalten auf **anaeroben Stoffwechsel.** Bei anhaltend stark erhöhtem Druck innerhalb des Muskels kann es allerdings zur Ausbildung eines funktionellen **Kompartmentsyndroms** kommen (siehe Kap. 4.5.8). Dabei wird unter Umständen die Durchblutung soweit gedrosselt, daß sogar eine **Muskelnekrose** auftreten kann.

Funktionelles Kompartmentsyndrom

4.2 Neurophysiologie des Muskels

Motorische Einheit = Vorderhornzelle, Motoneuron und zugehörige Muskelfasern

Die Aktivierung der Muskelfaser erfolgt über die **motorischen Endplatten,** die den Nervenimpuls an die Muskelfaser weitergeben und hier zu einer Aktivierung durch elektrische Entladung führen. Von den motorischen Vorderhornzellen des Rückenmarks verlaufende Motoneurone versorgen mehrere Muskelfasern zugleich. Diese Funktionseinheit von Vorderhornzelle, Motoneuron und der von diesem innervierten Muskelfasern wird als **motorische Einheit** bezeichnet. Die Zahl der von einem Motoneuron innervierten Muskelfasern ist je nach Muskel sehr unterschiedlich. Bei Muskeln, die viel Kraft entwickeln, wie z. B. der M. gastrocnemius, können das über 1000 sein, bei Muskeln, die der Feinmotorik dienen, sind es nur wenige.

Bei der **Muskelkontraktion** werden die Actinfilamente in die Myosinfilamente hineingezogen, so daß daraus eine Verkürzung resultiert. Diese Reaktion läuft für jede motorische Einheit als Alles-oder-Nichts-Reaktion ab. Die **Steuerung der Muskelkraft** erfolgt über die Aktivierung einer unterschiedlichen Anzahl von motorischen Einheiten und verschiedener Typen von Muskelfasern.

Steuerung der Muskelkraft über Anzahl der aktivierten motorischen Einheiten

Neben den kontraktilen Eigenschaften weist die Muskelfaser auch ein bestimmtes Elastizitätsverhalten auf. Dies läßt sich veranschaulichen in einem Modell, in dem ein **kontraktiles Element,** ein **serienelastisches Element** und ein **parallelelastisches Element** zusammengefügt sind (*Abb. 36*). Bei der Kontraktion werden parallel- und serienelastisches Element gedehnt. Die so erzeugte innere Spannung wird durch unterschiedliche Formen der Muskelkontraktion modifiziert.

Kontraktile und elastische Komponenten

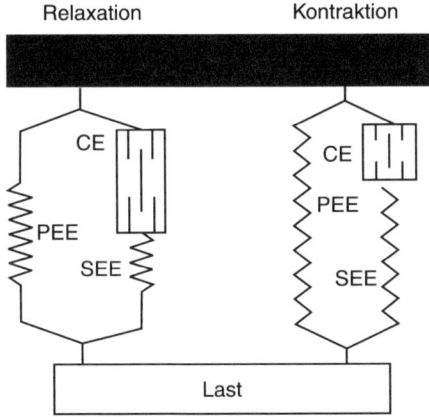

Abb. 36: Mechanisches Modell der Muskelfaser mit kontraktilem Element (CE), serienelastischem Element (SEE) und parallelelastischem Element (PEE) bei Relaxation und Kontraktion.

Da nun in einem Muskel **verschiedene Fasertypen** vorkommen, die sich hinsichtlich ihrer mechanischen Eigenschaften unterscheiden, fallen auch die verschiedenen Elemente in Form, Größe und Eigenschaften unterschiedlich aus. So sind kleinere kontraktile Elemente mit kräftigeren elastischen Elementen kombiniert und umgekehrt, so daß sich innerhalb eines Muskels eine **Vielfalt unterschiedlicher Fasertypen** mit unterschiedlichen Eigenschaften findet.

4.3 Biomechanik des Muskels

Die Spannung, die ein kontraktiles Element erzeugen kann, hängt von verschiedenen Faktoren ab. Kraftentwicklung bei exzentrischer Kontraktion am größten

Die Muskelspannung ist bei **konzentrischer Kontraktion**, wenn sich die Faser verkürzen kann, am geringsten. Bei **isometrischer Kontraktion** ohne Längenänderung ist sie deutlich höher und steigt bei **exzentrischer Kontraktion**, bei der die Faser während der Aktion gedehnt wird, noch weiter an (*Abb. 37*).

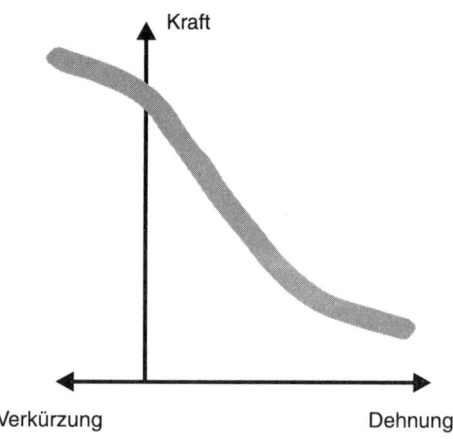

Abb. 37: Muskelkraft bei Verkürzung und bei Dehnung des Muskels während der Kontraktion.

Große Dehngeschwindigkeiten besonders an zweigelenkigen Muskeln der unteren Extremität

Große Dehnungsgeschwindigkeiten bei der Muskelkontraktion führen so zu einer hohen Spannung innerhalb der Muskelfaser. Das bedeutet natürlich auch ein hohes Verletzungspotential. Dieses ist noch größer, wenn beispielsweise die Fasern durch **Verletzungsnarben** vorgeschädigt sind und so die Elastizität der Muskelfaser beeinträchtigt ist.

Große **Dehnungsgeschwindigkeiten** treten besonders bei schnellen Gelenkbewegungen auf, vor allem an zweigelenkigen Muskeln. So finden sich häufig Muskelverletzungen an **Muskeln der unteren Extremitäten**, die Hüft- und Kniegelenk oder Knie- und Sprunggelenk überspannen.

Fehlende neuromuskuläre Koordination begünstigt das Entstehen von Muskelverletzungen

Auch **passive Dehnung**, wenn diese unbeabsichtigt durch ein Umknicken des Fußes oder einen Fehltritt erfolgt, ist häufig Ursache von Muskelverletzungen, da hier ebenfalls hohe Dehnungsgeschwindigkeiten auftreten. Im Gegensatz zu einer gezielten Bewegung fehlt allerdings die **neuromuskuläre Koordination** und ein Schutz gesteuert durch Agonisten- und Antagonistenaktivität ist nicht gegeben.

Demgegenüber ist die **aktive Dehnung** einer Muskelfaser, die durch antagonistische Muskulatur hervorgerufen wird, wenig verletzungsträchtig, weil sie einem vorgegebenem neurophysiologischen Bewegungsmuster entspricht.

4.4 Epidemiologie der Muskelverletzungen

In großen Statistiken von **Sportverletzungen** erscheinen die Muskel-/Sehnenverletzungen mit einem Anteil von etwa 10 %. Jeder vierte Sportler soll im Laufe eines Jahres eine Muskelverletzung erleiden. Überwiegend betroffen sind dabei die unteren Extremitäten.

Untere Extremitäten überwiegen bei Muskelverletzungen

Auffällig ist die Zunahme von Muskelverletzungen mit **steigendem Lebensalter.** Während in den ersten beiden Lebensjahrzenten der Anteil der Muskelverletzungen weniger als 10 % der Sportverletzungen ausmacht, steigt er mit zunehmendem Lebensalter kontinuierlich an und erreicht beim älteren Sportler einen ähnlich hohen Anteil wie die Frakturen (siehe auch *Abb. 5*, S. 13).

Als besonders verletzungsträchtige Sportarten gelten die **Laufsportarten,** aber auch Ballsportarten wie Fußball und andere wie Turnen weisen eine hohe Rate von Muskelverletzungen auf. Dies spiegelt sich auch in der Statistik der DSHS Köln wieder.

In Laufsportarten besonders häufig Muskelverletzungen

Von insgesamt 5.299 Verletzungen, die sich Sportstudierende hier zugezogen haben, entfallen 17 % auf die Muskulatur (*Tab. 11*). Diese insgesamt 882 Muskelverletzungen ereignen sich im wesentlichen in den Sportarten **Leichtathletik**, in der 272 aller Muskelverletzungen registriert wurden, gefolgt von **Turnen** mit 166 und **Fußball** mit 111. Diese drei Sportarten stellen damit 60 % aller Muskelverletzungen.

Die Relation zu den Teilnehmerzahlen gibt das eigentliche **sportartspezifische Risiko** wieder. Dabei liegt die Leichtathletik deutlich an der Spitze. 1,5 % der Teilnehmer in den Leichtathletikkursen erleiden im Laufe eines Jahres eine Muskelverletzung, im Fußball sind es 1 % und im Turnen 0,98 %. Auch im Kampf-Kraft-Sport wird mit 0,7 % teilnehmerbezogen eine relativ hohe Inzidenz von Muskelverletzungen beobachtet, während sie bei Badminton und Tennis mit 0,2 % relativ niedrig ausfällt. Diese im Vergleich mit anderen Statistiken aus dem Breitensport geringe Inzidenz in den Racketsportarten ist damit zu erklären, daß **altersabhängige Risiken** wie zunehmende Gewebsdegeneration und **narbige Umwandlungen** durch Summation von Vorverletzungen sich in der Altersgruppe der Sportstudierenden noch nicht auswirken.

Tab. 11: Muskelverletzungen in verschiedenen Sportarten bei Sportstudierenden. Absolute Häufigkeiten und relative Häufigkeiten, bezogen auf die Teilnehmerzahl. (Insgesamt 882 Verletzungen 1983-1993.)

Sportart	absolute Häufigkeit	relative Häufigkeit [%]
Leichtathletik	272	1,50
Fußball	111	1,00
Turnen	166	0,88
Basketball	40	0,41
Volleyball	52	0,45
Handball	41	0,54
Kampf-Kraft-Sport	28	0,7
Gymnastik/Tanz	44	0,18
Badminton/Tennis/Tischtennis	43	0,2
Schwimmen/Wassersport/Tauchsport	25	0,14
Hockey	17	0,36
Ski	5	0,12
Andere	38	0,35

4.5 Muskelverletzungen – Muskelschäden

Ursache von Muskelverletzungen kann direkte **äußere Gewalteinwirkung** sein, durch Tritt oder Schlag eines Gegners, sie können aber auch indirekt durch unkoordinierte, **übermäßige Muskelanspannung** entstehen. Das Erscheinungsbild und die Entstehungsursachen von Muskelschäden sind demgegenüber vielfältiger. Sie reichen von Störungen des Elektrolythaushalts und der Durchblutung bei Muskelkrämpfen bis zu Folgen der Immobilisation bei Muskelatrophien.

4.5.1 Muskelkrampf

Schon eine oberflächliche Betrachtung der elektrophysiologischen Grundlagen der Muskelfunktion macht deutlich, daß es sich um einen höchst komplexen physiologischen Mechanismus handelt, der auch entsprechend störanfällig ist.

Als einfachste Form der Störung oder **Dysfunktion** kann der **Muskelkrampf** angesehen werden, dem eine Vielzahl verschiedener Ursachen zugrunde liegen können (*Tab. 12*).

Tab. 12: Ursachen von Muskelkrämpfen.

Vielfältige Ursache von Muskelkrämpfen

Ursache	Beispiel
Mechanisch	Überlastung
Entzündlich	Myositis
Metabolisch	Azidose
Vaskulär	Varicose
Degenerativ	Muskeldystrophie
Toxisch	Diuretika, Kontrazeptiva

Im Sport treten Muskelkrämpfe am häufigsten nach Dauerbelastung der Muskulatur auf, wobei die nicht mehr ausreichende Bereitstellung von Elektrolyten als Hauptursache gilt.

Eine weitere häufige Form des Muskelkrampfes ist der **nächtliche Krampf** der Wadenmuskulatur, der bevorzugt bei Kindern und älteren Menschen vorkommt. Die Ursachen sind vielfältig und nicht immer eindeutig nachweisbar, vielfach sind es Elektrolytstörungen oder auch Gefäßleiden, die zu einer lokalen Durchblutungsstörung im Muskel und so zu einer Fehlfunktion führen.

Nächtliche Krämpfe der Wadenmuskulatur

In jedem Fall, besonders wenn es sich nicht um einen klar erkennbaren Zusammenhang mit einer Überlastung handelt, bedarf es einer sorgfältigen Analyse der möglichen Ursachen, bevor eine erfolgreiche Therapie eingeleitet werden kann.

4.5.2 Muskelkater

Die Bezeichnung **Muskelkater** leitet sich von dem Begriff „Katarrh", d. h. Schleimhautentzündung, ab. Damit soll der kurze, aber zeitlich determinierte Ablauf dieser harmlosen Muskelschädigung charakterisiert werden.

Als Ursache wurde lange Zeit eine **Stoffwechselstörung** im Muskel mit einer Anhäufung von Lactat nach extremer Belastung angeschuldigt. Nach neueren Erkenntnissen muß man jedoch auch von **strukturellen Veränderungen** ausgehen, von denen insbesondere die **Z-Streifen** betroffen sind. Durch Überlastung kommt es zu **Zerreißungen und Schädigung**en an diesen seriellen Schaltstellen der einzelnen Filamente. Die lokale Zerstörung von Gewebsstrukturen führt zu einer reaktiven Entzün-

Strukturelle Schäden an den Z-Streifen als morphologisch nachweisbare Veränderung beim Muskelkater

dung. Nach einer lokalen ödematösen Aufquellung strömen Zellen ein, die das nekrotische Material abräumen. Am Ende werden die zerstörten Strukturen wieder aufgebaut. Der zeitliche Ablauf dieser Vorgänge bestimmt letztlich auch die Dauer der „Erkrankung".

Therapie des Muskelkaters: Schonung, physikalische Therapie

Oberstes Therapieprinzip bei einem Muskelkater ist Schonung der betroffenen Muskulatur, um die reparativen Vorgänge nicht zu stören.

Unterstützend kann eine lokale **physikalische Therapie** zur Anwendung kommen in Form von Wärmebehandlung oder **Iontophorese**. Danach kann mit **passiven Dehnen** und **vorsichtiger konzentrischer Belastung** begonnen werden.

Die **Prophylaxe** orientiert sich an den Auslösern:

Trainingsbeginn ohne hohe Belastung und extreme Bewegung, Aufwärmen, Dehnen und Massagen der Muskulatur beugen dem Muskelkater vor. Beachtung hat auch die Kontraktionsform des Muskels zu finden. So wird besonders **exzentrisches Krafttraining** ohne genügende Vorbereitung für das Entstehen und die Intensität von Muskelkater verantwortlich gemacht.

4.5.3 Muskelzerrung

Ursache von Muskelzerrung: ungenügende Dehnfähigkeit und gestörte Koordination

Ob es bei einer Überlastung der Muskelfaser zu einem Muskelkater, einer Muskelzerrung oder einem Muskelriß kommt, ist offensichtlich abhängig vom Zustand der elastischen Elemente, von der Dehnungsgeschwindigkeit sowie den zum Zeitpunkt der Dehnung aktiven Fasern. Als **Ursachen** gelten speziell für das Auftreten von Muskelzerrungen neben ungenügender Dehnfähigkeit der Muskulatur Muskelübermüdung sowie eine gestörte intramuskuläre Koordination infolge mangelhafter Vorbereitung.

Bei Muskelzerrung Funktionsschmerz als Hauptsymptom

Symptomatisch für die Muskelzerrung ist der **langsam einsetzende Schmerz** im Gegensatz zum Faserriß, bei dem ein scharfer, messerstichartiger Schmerz auftritt. Die Schmerzen nehmen bei weiterer Belastung kontinuierlich zu, bis es zum Muskelkrampf kommt, der zur Aufgabe zwingt. In der Regel ist der Schmerz von der Funktion abhängig, während der betroffene Muskel in Ruhe weitgehend schmerzfrei ist.

Bei der Untersuchung findet sich allenfalls eine lokale **Muskeltonuserhöhung** sowie eine Druckschmerzhaftigkeit. Die Ultraschalluntersuchung wird zur Abgrenzung gegenüber einem Faserriß angesetzt, die Diagnose durch das Fehlen eines Hämatoms und einer Kontinuitätsunterbrechung bestätigt.

Die **Dauer des Heilungsvorgangs** wird von der zeitlichen Abfolge der einsetzenden reparativen Vorgänge wesentlich bestimmt. Je nach Ausmaß der Schädigung und Lokalisation ist eine Ausheilung nach acht bis zehn Tagen zu erwarten.

Um den Ablauf der lokalen entzündlichen Vorgänge zu beschleunigen, wird eine sofortige **Kühlung** und **Kompression** für einige Stunden, jeweils mit Unterbrechungen, empfohlen. Die später einsetzenden reparativen Vorgänge werden mit lokalen physikalischen Therapiemaßnahmen wie Elektrotherapie und **Lymphdrainagen** unterstützt. Danach folgen Dehnübungen, mit denen Funktion und Elastizität der Muskelfasern wieder hergestellt werden. Wichtig erscheint der Hinweis, daß zwischen **Zerrung, Muskelfaserriß und partiellen Muskelriß** fließende Übergänge bestehen und eine streng schematische diagnostische Zuordnung nicht immer möglich ist, was damit natürlich auch zeitliche Prognosen bezüglich des **Heilungsverlaufs** und der **Wiederaufnahme der sportlichen Belastung** problematisch macht.

Therapie in der Frühphase: Kälte und Kompression

4.5.4 Muskelfaserriß – Muskelriß

Muskelfaserriß und **Muskelriß** sind gekennzeichnet durch einen spontanen heftigen messerstichartigen Schmerz sowie eine sofortige **Belastungsunfähigkeit** der betroffenen Extremität.

Bei der Untersuchung kann man je nach Ausdehnung des Risses eine Delle im Muskelverlauf tasten. Es bildet sich ein **Hämatom** aus, das sich bei der sonographischen Untersuchung in Abhängigkeit vom jeweiligen Volumen gut nachweisen läßt. Ebenso kann eine Kontinuitätsunterbrechung bei entsprechender Größe sichtbar gemacht werden. In unklaren Fällen kann die Diagnose durch eine Kernspintomographie gesichert werden (*Abb. 38*).

Nachweis von Muskel(faser)riß durch Ultraschalluntersuchung

Ein weiteres wichtiges Symptom zur Abgrenzung gegenüber einer Muskelzerrung ist der **Ruheschmerz**, dessen Intensität dem Grad der Schädigung und dem Ausmaß des begleitenden Hämatoms entspricht.

Wichtiges Symptom des Muskelfaserrißes ist der Ruheschmerz

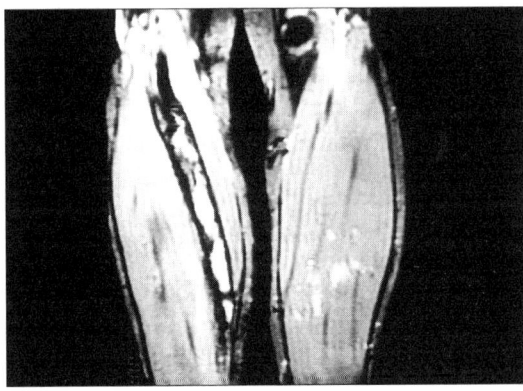

Abb. 38: Muskelfaserriß mit Hämatom im M. triceps surae des Unterschenkels. Kernspintomographische Darstellung.

Wichtigste Erstmaßnahme: Kälte, Kompression, Hochlagern und Entlastung

Weiterhin lassen sich bei Muskelverletzungen größeren Ausmaßes **Enzymanstiege** im Blut nachweisen. So können die Transaminasen GOT und GPT sowie die Kreatinphosphokinase CPK in den ersten Tagen nach der Verletzung deutlich erhöht sein.

Als wichtigste Erstmaßnahme am Verletzungsort sind **Kälte- und Kompressionsanwendung** und Entlastung der betroffenen Extremität mit Hochlagern im Wechsel für einige Stunden erforderlich. Dann schließt sich eine antiödematöse sowie entzündungshemmende und analgetische Therapie an. In der Folge kommen **physikalische Therapiemaßnahmen** wie Iontophorese und Lymphdrainagen zum Einsatz. An invasiven Behandlungsmaßnahmen werden die **Abpunktion** des Blutergusses sowie **lokale Injektionen** von proteolytischen Enzymen, die den Heilungsvorgang beschleunigen sollen, empfohlen. Speziell beim Leistungssportler wird ein ganzes Bündel an Therapiemaßnahmen eingesetzt, um eine frühstmögliche **Wiederaufnahme sportlicher Aktivitäten** zu erreichen. Oftmals ist das Therapieprinzip allerdings weniger kausal begründet, vielmehr scheint eine gewisse Polypragmasie erfolgversprechend zu sein.

Operation bei ausgedehnten Muskelrissen empfohlen

Bei größeren **Hämatomen** und Verletzungen, die mehr als ein Viertel des Muskelquerschnitts betreffen, wird **operatives Vorgehen** empfohlen. Abweichend davon wird auch bei geringeren Ausdehnungen je nach sportlicher oder beruflicher Anforderung eine relative Operationsindikation gesehen.

Der Heilungsverlauf bei einem Muskelriß kann sonographisch kontrolliert werden. Mit dieser Methode kann eine ausbleibende **Hämatomrückbildung** erkannt werden, aber auch Komplikationen wie die Ausbildung von **Muskelverknöcherungen**.

Unvorsichtige Massagen bei Muskelfaserrissen führen zur Myositis ossificans

An Nachbehandlungen werden vorsichtiges **Dehnen**, dann **isometrische Krankengymnastik**, eventuell auch leichte Friktionsmassagen empfohlen. In diesem Zusammenhang ist allerdings darauf hinzuweisen, daß durch zu frühe und unvorsichtige Massagen der Heilungsverlauf gestört und eine **Myositis ossificans** oder Muskelverknöcherung ausgelöst werden kann.

Die **Regeneration** von durchtrennten oder zerstörten Muskelfasern läuft nach einem bestimmten Schema ab. An den Rißenden werden die zerstörten Zell- und Gewebsstrukturen durch Riesenzellen abgeräumt. Anschließend kommt es zu einer Einsprossung kapillarer Blutgefäße und es bildet sich Granulationsgewebe, das schließlich den Defekt überbrückt.

Die **Rehabilitationszeit** hängt von der Lokalisation der Verletzung ab. Am **Oberschenkel** kann sie je nach betroffenen Muskel und Ausmaß des Schadens bis zu sechs Wochen betragen. Bei einem Muskelfaserriß in diesem Bereich ist bei optimalem Heilungsverlauf nach einigen Tagen die Gehbelastbarkeit wieder hergestellt, mit dem Laufen kann nach etwa 2 Wochen wieder begonnen werden, während die volle Belastbarkeit in der Regel erst nach 4 Wochen wieder gegeben ist. Am **Unterschen-**

kel mit seinem geringen Muskelquerschnitt und weniger kompensatorisch wirksamen Muskeln kann es bis zu zehn Wochen dauern, bis die volle Belastbarkeit wieder erreicht ist.

4.5.5 Muskelkontusion

Durch äußere Gewalteinwirkung wie **Tritt** oder **Schlag** kommt es sehr oft zu einer Muskelverletzung. Besonders häufig betroffener Muskel ist der M. quadriceps aufgrund seiner exponierten Lage an der Oberschenkelvorderseite. Insbesondere der **Vastus intermedius,** der dem Femur direkt aufliegt und damit bei starker Druckeinwirkung keine Ausweichmöglichkeit hat, ist bei einer Kontusion gefährdet.

M. quadriceps häufig betroffener Muskel bei Kontusion

Zu den Symptomen Schmerz und Funktionseinschränkung kann rasch ein Hämatom hinzutreten, das den weiteren Heilungsverlauf entscheidend beeinflußt.

Die Diagnose einer Muskelkontusion wird durch die **sonographische Untersuchung** bestätigt. Sofortmaßnahmen in Form von **Kompression und Kühlung** sowie **Hochlagern** und Schonung sind wichtig, weil sie unter anderem das Auftreten eines Hämatoms verhindern. Später kommen physikalische Therapiemaßnahmen wie Elektrotherapie und Lymphdrainagen hinzu, außerdem kann mit entsprechenden Medikamenten eine schnelle Abschwellung erreicht und so der Heilungsverlauf beschleunigt werden.

Je nach Größe des Hämatoms wird auch eine sonographisch gesteuerte **Punktion** mit anschließender Kompression und lokaler Kälteanwendung durchgeführt. **Immobilisation** des Muskels verzögert den Heilungsverlauf und verschlechtert das funktionelle Ergebnis, wobei die **Immobilisation bei verkürzter Muskulatur** als besonders ungünstig angesehen wird.

Punktion bei großem Hämatom sinnvoll

4.5.6 Muskelhernie

Muskelhernien entstehen bei **Defekten der Muskelfascie,** so daß Muskelanteile durch die Fascie hindurchtreten können und sich als Hernien vorwölben.

Häufige Ursache sind Prellungen, bei denen die Fascie einreißt. Hauptlokalisation ist der **Oberschenkel,** wobei der M. rectus femoris häufig betroffen ist. Seltener finden sich Muskelhernien am Unterschenkel.

Typische Lokalisation einer Muskelhernie ist der M. rectus femoris

Auffälligstes Symptom ist der **vortretende Muskelbauch,** daneben kann ein **Funktionsschmerz** sowie ein **lokaler Druckschmerz** vorhanden sein. Dies führt zu einer Behinderung und Funktionseinschränkung bei stärkerer Belastung. Darüberhinaus kann es bei Verlagerung größerer Muskelanteile durch die Hernienlücke zu einer Kompressionssymptomatik ähnlich wie bei einem Kompartmentsyndrom kommen. Daraus ergibt sich dann eventuell die Notwendigkeit einer operativen Therapie. Dabei wird die Fascienlücke durch eine **Fascienplastik** verschlossen, was allerdings häufig eine freie Transplantation von Fasciengewebe oder die Verwendung fremden Gewebes erfordert.

4.5.7 Myositis ossificans – Muskelverknöcherung

Myositis ossificans häufig durch nicht fachgerechte Massage eines verletzten Muskels ausgelöst

Typische **Komplikation** einer Muskelverletzung, insbesondere einer Muskelkontusion mit begleitendem Hämatom, ist die nachfolgende **Verknöcherung der Muskulatur,** die sogenannte **Myositis ossificans.** Diese wird vielfach durch falsche Behandlung eines verletzten Muskels wie **vorzeitiges, unvorsichtiges Massieren** und ungenügende Ruhigstellung ausgelöst. Gewisse **individuelle Dispositionsfaktoren** scheinen bei der Entstehung einer Myositis ossificans ebenfalls eine Rolle zu spielen. Ähnliche Verknöcherungen der Muskulatur findet man beispielsweise nach Operationen an der Hüfte, wenn große Anteile der Glutäalmuskulatur abgelöst werden müssen.

Häufige Lokalisation einer traumatischen Myositis ossificans ist der **M. vastus intermedius,** der dem Femur unmittelbar aufliegt und so bei einer Prellung besonders stark komprimiert wird.

Die Symptomatik beginnt schleichend und wird zunächst durch die Primärverletzung überlagert. Wochen nach der Verletzung läßt sich noch eine **schmerzhafte Schwellung** feststellen und die Muskelfunktion bleibt eingeschränkt.

Röntgenbild zeigt beginnende Muskelverknöcherung erst nach 4 Wochen

Die **Röntgenweichteilaufnahme** zeigt erst ab der vierten Woche flaue Knochenstrukturen, die sich im Muskel abzeichnen (*Abb. 39*).

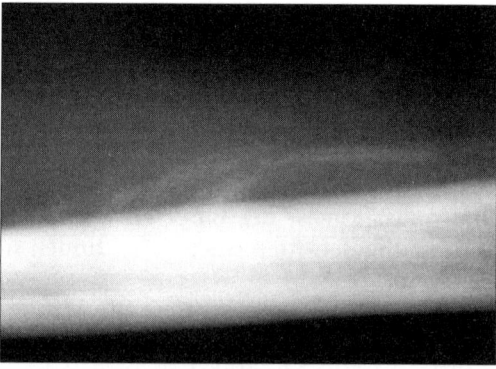

Abb. 39: Myositis ossificans im Bereich des M. vastus intermedius nach Kontusion.

Andere Verfahren wie die **Sonographie** oder die **Computer- und Kernspintomographie** ermöglichen eventuell einen früheren Nachweis.

Die Überlagerung der Symptome einer Myositis ossificans durch die ursprüngliche Verletzung macht eine **Früherkennung schwierig**. So kommt der Prävention in Form einer fachgerechten ärztlichen und physiotherapeutischen Behandlung von Muskelverletzungen große Bedeutung zu.

Erfahrungen, die man bei operativer Entfernung von Muskelverknöcherungen (s. u.) gemacht hat, zeigen, daß eine medikamentöse Behandlung mit **entzündungshemmenden Medikamenten** und mit solchen, die in den **Knochenstoffwechsel** eingreifen, erfolgreich sein kann.

Medikamentöse Behandlung der Myositis ossificans

Daneben kann auch durch **Röntgenreizbestrahlung** die Ausbildung von Knochengewebe verhindert werden.

Kommt es im Zusammenhang mit einer Muskelverknöcherung zu einer **Funktionseinschränkung,** ist eventuell die Indikation zu einer operativen Entfernung gegeben. Diese sollte allerdings nicht vor Ablauf von sechs Monaten nach der Verletzung durchgeführt werden, erst dann, wenn davon ausgegangen werden kann, daß der Prozeß der Muskelverknöcherung zum Stillstand gekommen ist.

Operative Entfernung frühestens nach 6 Monaten

4.5.8 Funktionelles Kompartmentsyndrom

Neben dem **traumatischen Kompartmentsyndrom,** das durch Einblutung und Untergang von Muskelgewebe in einer Muskelloge im Unterschenkel- oder Unterarmbereich entsteht, gibt es auch ein **funktionelles Kompartmentsyndrom**. Dieses kann akut nach **Überlastung** oder chronisch bei **Übertraining** auftreten. In beiden Fällen ist meist der Unterschenkel betroffen, weswegen häufig auch von einem **Tibiakantensyndrom** gesprochen wird. Als Ursache gilt ein Druckanstieg in den Muskellogen des Unterschenkels. Entsprechend der Lokalisation trennt man ein laterales von einem medialen Tibiakantensyndrom.

Traumatisches und funktionelles Kompartmentsyndrom

Laterales und mediales Tibiakantensyndrom

Das funktionelle Kompartmentsyndrom betrifft besonders Sportler aus Laufdisziplinen. Es tritt jedoch auch beim Skifahren, Golfen, Tanzen, bei der Gymnastik und bei anderen Sportarten auf.

Funktionelles Kompartmentsyndrom besonders häufig bei Laufsportarten

Im übrigen gilt das Kompartmentsyndrom als Hauptursache von chronischen Unterschenkelbeschwerden und sogenannten „shin-splints" des Sportlers, muß allerdings klar gegen andere Ursachen wie knöcherne Streßreaktionen abgegrenzt werden.

Bei der Symptomatik wird die akute Form von der chronischen unterschieden. Beim **akuten Auftreten** werden Schmerzen im mittleren und unteren Drittel der Tibia angegeben, die als sehr stark empfunden werden und über Stunden und Tage

Akute und chronische Form des funktionellen Kompartmentsyndroms

anhalten. Gelegentlich tritt beim **lateralen Kompartmentsyndrom** auch eine Sensibilitätsminderung am Fußrücken im Interdigitalraum auf. Bei der **chronischen Form** ist die Schmerzintensität geringer, die Schmerzen klingen nach kurzen Ruhepausen wieder ab, so daß ein ähnliches Bild wie bei einer arteriellen Verschlußkrankheit entsteht.

Vielfältige Ursachen von Überlastungssyndromen des Unterschenkels

Differentialdiagnostisch müssen alle übrigen **Überlastungssyndrome,** die am Unterschenkel auftreten, abgegrenzt werden. Diese können **muskulärer Art** sein, wie Muskelkater und chronische Muskelzerrungen, Sehnenansatzschäden und Sehnenscheidenentzündungen. Aber auch **knöcherne Streßreaktionen** und Knochentumore, Fascieneinrisse und Muskelhernien sowie von Nerven und Gefäßen ausgehende Erkrankungen wie **Thrombose** und arterielle Durchblutungsstörungen sind auszuschließen.

Behandlung der akuten Form: Ruhigstellung und Gewährleistung optimaler Durchblutung

Bei der **akuten Form** ist oberstes Prinzip der Behandlung **Ruhigstellung** und **Gewährleistung einer optimalen Durchblutung,** wozu das Bein nicht hochgelagert werden darf. Bei fortbestehender Symptomatik ist gegebenfalls eine intramuskuläre Druckmessung und bei **Gefahr einer Muskelnekrose** operative Fascienspaltung angezeigt. Auch bei chronisch persistierendem funktionellen Kompartmentsyndrom kann gelegentlich eine **Fascienspaltung** sinnvoll sein, vor allem wenn vorausgehende Maßnahmen wie medikamentöse Behandlung, Reduktion von Trainingsumfang und -intensität, Überprüfung und Behandlung von Fußdeformitäten und anderen begünstigenden Faktoren zu keinem Erfolg geführt haben.

4.5.9 Muskulatur und Immobilisation

Im **Skelettmuskel** finden sich verschiedene **Muskelfasertypen.** Muskeln, die sehr schnell große Kraft entwickeln können, haben einen hohen Anteil an **Typ II- oder FT (fast twitch)-Fasern,** während **Haltemuskeln,** die eher auf Dauerleistung ausgelegt sind, mehr **Typ I- oder ST (slow twitch)-Fasern** aufweisen (*Tab. 13*).

Typ I-Fasern = rote Fasern = ST (slow twitch)-Fasern

ST-Fasern werden auch als **rote Fasern** bezeichnet. Sie haben einen hohen Gehalt an Mitochondrien und setzen aufgrund ihres geringeren Gehaltes an ATPase wenig Energie aus **ATP** um, was sie zu längerdauernder Leistung befähigt. ST-Fasern entwickeln ihre Kraft bei **langsamen tetanischen Zuckungen** und weisen eine **langsame Relaxation** auf, wodurch sie ihren Spannungszustand länger halten können.

Typ II-Fasern = weiße Fasern = FT (fast twitch)-Fasern

FT-Fasern werden auch als **weiße Fasern** bezeichnet. Sie besitzen weniger Mitochondrien, dafür aber mehr ATPase. Bei Aktivierung zeigen sie **schnelle tetanische Zuckungen** sowie eine (im Vergleich zu ST-Fasern) **schnelle Ermüdbarkeit.**

Tab. 13: Muskelfasertypen mit spezifischen Eigenschaften.

ST-Fasern	FT-Fasern	
"slow twitch"	"fast twitch"	
rote Fasern	weiße Fasern	
tonisch	phasisch	
	FTO-Fasern (Typ 2a)	FTG-Fasern (Typ 2b)
oxidativ	oxidativ	glycolytisch
kaum ermüdend	ermüdend	schnell ermüdend
geringe Kontraktionskraft	große Kontraktionskraft	sehr große Kontraktionskraft

Unter den FT-Fasern gibt es solche, die ebenfalls zu schneller hoher Kraftentwicklung fähig sind, aber weniger schnell ermüden. Diese werden als FTO-Fasern den schnell ermüdenden FTG-Fasern gegenübergestellt.

Der Muskel ist ein Organ, dessen großes Anpassungsvermögen besonders gut sichtbar ist. Er reagiert auf bestimmte Belastungsformen mit vermehrter Bereitstellung von **kontraktilen Elementen** innerhalb der Muskelfaser. So beobachtet man beispielsweise bei konstanter anaerober isometrischer Belastung eine Zunahme von FTG-Fasern, bei aerober Belastung von FTO-Fasern.

Je nach Belastung Umwandlung von FT-Muskelfasern

Unter Immobilisation kommt es zu einer raschen **Atrophie** der Muskulatur, von der vor allem die **Haltemuskeln** mit ihrem hohen Anteil an ST-Fasern betroffen sind. Die Abnahme dieser Fasern in der Muskulatur ist nicht auf eine Umwandlung von ST- in FT-Fasern zurückzuführen.

ST-Fasern bei Atrophie besonders betroffen

Besonders ausgeprägte Atrophiemuster zeigen **eingelenkige Muskeln** mit großem Anteil an ST-Fasern wie der **M. vastus medialis** und der **M. soleus**.

Als Folge der **Muskelatrophie** reduziert sich die **Muskelkraft**. Wenn für die Abnahme des Muskelfaserquerschnitts bei vierwöchiger Immobilisation Werte bis zu 20 % und mehr angegeben werden, gilt dies auch für den Kraftverlust, der in einer ähnlichen Größenordnung anzusiedeln ist.

Bei 4 Wochen Immobilisation Verlust von 20 % Muskelfaserquerschnitt

Der **Dehnungszustand** des Muskels während der Immobilisationsphase hat großen Einfluß auf die Entwicklung einer Atrophie oder weitergehende Veränderungen. So kommt es bei **Immobilisation** in verkürztem Zustand besonders bei Muskeln mit hohem ST-Faseranteil wie dem M. soleus zu einer ausgeprägten Atrophie mit zunehmender Durchsetzung von **Bindegewebe** als Ersatz für die atrophierten Muskelfasern. Damit verändern sich auch wichtige physiologische Eigenschaften des

Immobilisation in Verkürzung macht besonders ausgeprägte Atrophien

4.5.9.1 Erhaltung und Wiederherstellung der Muskelfunktion

Muskels. Ausgehend von diesen Gegebenheiten muß allein schon das **Dehnen der Muskulatur** während einer erzwungenen Immobilisation als eine sinnvolle und wirkungsvolle prophylaktische Maßnahme zur Bekämpfung von Muskelatrophien erscheinen.

Vielfältige Funktion der Muskulatur

Neben der motorischen Funktion hat die Muskulatur eine wichtige Aufgabe in der **Gelenkstabilisation.** Nicht nur an Gelenken, die wie das Schultergelenk überwiegend muskulär geführt sind, übernimmt die Muskulatur eine wichtige Sicherung des Gelenkes, sondern auch an Gelenken, die durch Bänder oder knöchern geführt sind, wie dem Kniegelenk, sind Muskeln als **aktive Stabilisatoren** von besonderer Bedeutung für die Gesamtfunktion des Gelenkes. Darüberhinaus ist der Schutz des Gelenkes vor Schäden und Verletzungen durch die stabilisierende Wirkung der Muskulatur hervorzuheben.

Der Muskel entwickelt unter Training die Eigenschaften, die man ihm abverlangt

Seit über 100 Jahren weiß man, daß der Muskel bei einem **speziellen Training** nur die Eigenschaft entwickeln und verbessern wird, auf die das Training ausgerichtet ist. Ist das Training darauf ausgerichtet, möglichst **große Widerstände** zu entwickeln, wird die **Muskeladaptation** in diese Richtung gehen. Werden jedoch beim Training über längere Zeit immer wieder kleine konstante Widerstände auferlegt, wird der Muskel **Ausdauer,** aber weniger Kraft entwickeln. Da die Muskelkraft annähernd proportional der Muskelquerschnittsfläche ist, wird sich bei einem Krafttraining auch am ehesten eine **Hypertrophie der Muskulatur** einstellen.

Spezielle Trainingsformen für muskuläre Eigenschaften: Kraft, Ausdauer, Kontraktionsgeschwindigkeit, Koordination, Elastizität

Die Eigenschaften **Muskelkraft, Ausdauer** und **Kontraktionsgeschwindigkeit** sind an bestimmte Elemente des Muskels gekoppelt, die zum einen **anlagemäßig** vorhanden sind und die **in bestimmten Muskeln** je nach deren Funktion in unterschiedlichem Ausmaß vorhanden sind. Diese lassen sich ebenfalls durch geeignete Trainingsformen steigern und wiederherstellen.

Eine weitere wichtige physiologische Grundeigenschaft der Muskulatur ist die **Koordination**, die sich auf die Aktivität synergistischer und antagonistischer Muskeln sowie das optimale zeitliche Zusammenspiel bezieht. Durch geeignete Trainingsmaßnahmen, die auf **propriozeptiven Mechanismen** und Reflexvorgängen basieren, läßt sich auch diese Eigenschaft trainieren.

4.5.9.2 Muskelaufbau

Neben prophylaktischen Maßnahmen, die die Entwicklung einer **Muskelatrophie** verhindern sollen, wird in späteren Phasen der Rehabilitation mit gezielten Übungsbehandlungen versucht, den Muskel möglichst schnell wieder aufzubauen.

Muskeltraining mit vielfältigen Effekten an der Muskulatur

Mit geeignetem Muskelkrafttraining läßt sich eine Hypertrophie der Muskelfasern herbeiführen, die im wesentlichen auf der Zunahme von Myofibrillen beruht. Ein weiterer Trainingseffekt besonders bei Ausdauertraining besteht in einer Durchblutungssteigerung. Darüberhinaus wird die **neuromotorische Aktivität** stimuliert und die **Synchronisierung der motorischen Einheiten verbessert. Intrazellulär zeigen sich Anpassungsvorgänge der** Zellorganellen sowie der Enzym- und Substratausstattung.

Soll das Training zu einer **Hypertrophie** der Muskulatur führen, ist eine **überschwellige** Muskelspannung erforderlich. **Isometrische Muskelspannungen**, die in einem Bereich von 20-30 % der Maximalkraft liegen und damit im sogenannten **Indifferenzbereich**, der den Alltagsaktivitäten in etwa entspricht, reichen aus, einer Atrophie der Muskulatur entgegenzuwirken. Damit ist auch die Trainingsschwelle festgelegt, von der ab ein Trainingseffekt zu erwarten ist. Dabei ist zu beachten, daß die **Maximalkraft** im Rahmen eines **Trainingsprogramms** ansteigt und daß sich dementsprechend die Schwellenwerte ändern, sodaß eine progressive Belastung erforderlich wird.

Isometrische Trainingsschwelle bei 30-40 % der Maximalkraft

Hinsichtlich der **Muskelanspannungszeit** wird ebenfalls ein Richtwert von etwa 20-30 % der maximal möglichen Anspannungszeit als optimaler Bereich angesehen. Als optimale Trainingshäufigkeit wird eine Frequenz **von 3 bis 5 mal** pro Tag angegeben, darüber hinausgehende Häufigkeiten führen zu keiner weiteren Kraftzunahme.

Ein weiterer wichtiger Punkt beim Muskeltraining betrifft die verschiedenen Kontraktionsformen des Muskels (*Tab. 14*). Die Maximalkraft eines Muskels ist unter **exzentrischer Belastung** am größten und bei **konzentrischer Kontraktion** am geringsten. Unter exzentrischem Training scheint der Kraftzuwachs am größten. Allerdings besteht hierbei auch ein erhöhtes Risiko von Muskelverletzungen, außerdem schränkt speziell bei dieser Trainingsform häufig auftretender Muskelkater die Trainingsaktivitäten ein.

Kraftzuwachs bei exzentrischem Training am größten

In der Therapie und Rehabilitation gewinnt das **isokinetische Training** zunehmend an Bedeutung, das insofern eine Sonderform darstellt, als die Bewegungsgeschwindigkeit während des gesamten Bewegungsausmaßes konstant gehalten wird. Der Widerstand des Gerätes paßt sich individuell der aufgebrachten Muskelkraft an, was in der Rehabilitationsphase die Verletzungsgefährdung herabsetzen soll (*Abb. 40*).

Tab. 14: Verschiedene Trainingsformen und ihre Auswirkungen.

- Statisch
  - Isometrisches Training
    - \+ geringer Aufwand
    - – kein Koordinationstraining
    - – Durchblutungseinschränkung
    - – Herz-Kreislauf-Belastung
- Dynamisch
  - Konzentrisches Training **(Kraft + Verkürzung)**
    - \+ gesamter Bewegungsablauf (kinetische Kette!)
    - – nur schwächster Muskel optimal trainiert
  - Isokinetisches Training **(gleichbleibende Geschwindigkeit, nur mit Krafttrainingsgeräten)**
    - \+ Effekt auch bei ungünstigen Gelenkstellungen
    - – spezielle Krafttrainingsgeräte nötig
    - – synthetische Bewegung
  - Exzentrisches Training **(Kraft + Dehnung)**
    - \+ sehr effektiv
    - – hohe Belastung, Verletzungsgefährdung

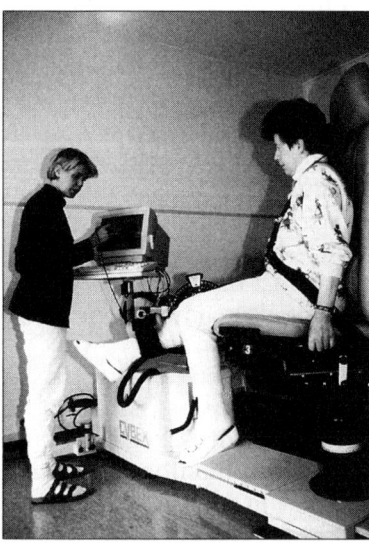

Abb. 40: Isokinetisches Training auf einem Krafttrainingsgerät.

Rumpf- und Oberschenkelmuskulatur besonders gut trainierbar

Beim Auftrainieren der Skelettmuskulatur ist weiterhin zu berücksichtigen, daß die verschiedenen Muskelgruppen unterschiedlich gut trainierbar sind. Die Unterschiede bei der wöchentlichen Kraftzunahme können bis zum Fünffachen betragen. Während **Unterschenkelstrecker** und **Hüftabduktolren** unter Training nur eine verhältnismäßig geringe Kraftzunahme zeigen, ist die Rumpf- und Oberschenkelmuskulatur in dieser Hinsicht wesentlich besser trainierbar.

Generell gilt als **Nachteil isometrischen Trainings,** daß nur die **intramuskuläre** und nicht die **intermuskuläre** Koordination verbessert wird. Auch sind Belastungen des Herz-Kreislaufsystems bei dieser Trainingsform nicht zu vernachlässigen.

Ein wichtiger unterstützender Faktor eines Muskeltrainings ist die **ausreichende Zufuhr von Eiweiß.** Ausgehend von einem Eiweißminimum von 1g Eiweiß pro kg Körpergewicht pro Tag ist unter Trainingsbedingungen ein Bedarf von 1,5 g pro kg Körpergewicht pro Tag anzusetzen. Durch zusätzliche Zufuhr von **Vitaminen** ist dagegen keine Leistungssteigerung zu erwarten. Allerdings muß der erhöhte Bedarf an bestimmten Vitaminen, insbesondere C und E, bei verstärkter körperlicher Leistung durch die Ernährung gedeckt werden.

Eiweißbedarf unter Training 1,5 g pro kg pro Tag

Mögliche Vitamindefizite durch forciertes Muskeltraining

Die Leistungssteigerung der Muskulatur durch Anwendung **anaboler Steroidhormone** ist bekannt. Es kommt zu einer echten **Muskelhypertrophie** und damit einhergehend auch zu einer **Zunahme der Muskelkraft.** In ähnlicher Weise werden auch andere Organsysteme von diesen Hormonen positiv beeinflußt.

Anabole Steroidhormone führen zu Muskelhypertrophie

Der allgemeine roborierende Effekt dieser Hormone läßt die Anwendung in der **Rehabilitation** bei entsprechender medizinischer Indikation durchaus sinnvoll erscheinen, während der Einsatz zur Leistungssteigerung im Sport bekanntermaßen als unerlaubte Dopingmaßnahme gilt.

Alter und **Geschlecht** beeinflussen die Trainierbarkeit der Skelettmuskulatur. Die Skelettmuskulatur ist bei Männern um fast das Doppelte besser auftrainierbar als bei Frauen. Dieser geschlechtsspezifische Unterschied gilt im wesentlichen für die Extremitätenmuskulatur, an der Rumpfmuskulatur fällt er kaum noch auf. Das altersabhängige Maximum der Muskeltrainierbarkeit liegt im zweiten/dritten Lebensjahrzehnt. Ab dem sechsten Lebensjahrzehnt läßt sich durch Training bei beiden Geschlechtern nur noch etwa ein Drittel des maximalen Kraftwertes erreichen.

Trainierbarkeit abhängig von Alter und Geschlecht

Weitere Faktoren beeinflussen die Effizienz des Muskeltrainings. So hat die **Tagesrhythmik** nicht nur Einfluß auf die Leistungsfähigkeit generell, sondern auch auf die Trainierbarkeit und Kraftentwicklung der Muskulatur. Zirkadian kann mit einer Schwankungsbreite von etwa 5 % gerechnet werden. Dabei liegt das Maximum am Vormittag, das Minimum etwa zwei bis drei Stunden nach Mitternacht. Desweiteren scheint ein **Wochenrhythmus** zu bestehen: ca. 7 Tage nach Trainingsbeginn tritt ein deutlicher Abfall der Trainierbarkeit für 1-2 Tage ein.

Effizienz des Muskeltrainings unterliegt einer Tages- und Wochenrhythmik

Auch eine **Jahresrhythmik** wird beobachtet. Analog zur Leistungsfähigkeit zeigt die Trainierbarkeit der Muskulatur ein **Maximum** in den Monaten **September/Oktober** und ein **Minimum** in den Wintermonaten **Januar/Februar.** Als Ursache werden **Ernährungsbedingungen** und vor allem die **UV-Strahleneinwirkung** angegeben.

Jahreszeitliche Schwankung von Ernährung und UV-Strahlung beeinflußt Leistungsfähigkeit und Trainierbarkeit der Muskulatur

4.5.10 Entstehung von Muskelverletzungen

Besonders verletzungsanfällig an den unteren Extremitäten sind die langen, anatomisch oder funktionell **zweigelenkigen Muskeln** wie die **Ischiocruralmuskulatur**, der **M. quadriceps** und am Unterschenkel der **M. triceps surae**. Als Ursache der Verletzung gelten schnell ansteigende, hohe Kraftspitzen, wie sie bei **exzentrischer Muskelkontraktion** auftreten. Dabei bauen sich gerade an den unteren Extremitäten beim Zusammenwirken von Hüft- und Kniegelenk hohe äußere Kräfte auf, die von der Muskulatur aufgefangen werden müssen.

Exzentrische Muskelkontraktion besonders verletzungsgefährdend

Auch schon bei weniger gravierenden Muskelschäden, wie dem **Muskelkater,** gilt die exzentrische Belastung als Ursache, wobei ungenügende Vorbereitung und fehlende Dehnfähigkeit der Muskelfasern das Auftreten dieser strukturellen, aber vollständig reversiblen Schädigung der Myofilamente begünstigen

Strukturelle, aber vollständige reversible Schädigung bei Muskelkater

Zu den physiologischen Eigenschaften der Muskelfaser zählt nicht nur die Kontraktion, sondern auch die Elastizität. Daher müssen unter den Faktoren, die die **Verletzunganfälligkeit** bestimmen, auch die **elastischen Eigenschaften** des Muskels berücksichtigt werden. Neben der **Dysbalance** zwischen Agonisten und Antagonisten wird somit auch eine **mangelnde Dehnbarkeit** der Muskulatur als disponierend für eine Verletzung angesehen. Weitere Ursachen sind die **Muskelermüdung** und der **Aufwärmzustand.** In besonderem Maße spielen aber auch **Vorverletzungen** eine Rolle, die durch strukturelle Veränderungen an Muskelfasern die Elastizität des Muskels einschränken. **Muskelverkürzungen,** die durch stereotypes Training in bestimmten Sportarten auftreten, werden ebenfalls als Risikofaktor angesehen. Erklärung für diese **erhöhte Verletzungsanfälligkeit unter selektivem Training** ist eine **strukturelle Anpassung** von Sarkomer und begleitendem Bindegewebe, die den Muskel insgesamt steifer und rigider macht.

Elastizität der Muskelfaser bestimmt Verletzungsrisiko

4.5.11 Muskelverletzungsprophylaxe/Dehnmethoden

Basierend auf den Risikofaktoren von Muskelverletzungen werden spezielle prophylaktische Maßnahmen durchgeführt.
Bei Vorliegen von muskulären **Dysbalancen** im Bereich der Oberschenkelmuskulatur werden gezielte Maßnahmen im Rahmen eines Muskelaufbautrainings empfohlen.

Prophylaxe von Muskelverletzungen: Ausgleich muskulärer Dysbalancen

Besonders große Bedeutung in der Prävention wird der Muskeldehnung oder dem **Stretching** beigemessen. Hierbei ist zu berücksichtigen, daß es sich nicht nur um ein **Dehnen der Muskulatur,** sondern auch der zugehörigen **Begleitstrukturen** handelt.

Beim Stretching werden Muskeln und Begleitstrukturen gedehnt

Im Vergleich zur Muskulatur weisen diese andere elastische Eigenschaften auf und erfordern somit andere Dehntechniken.

Dabei kann man davon ausgehen, daß **bindegewebige Strukturen** wie Kapsel-, Band- und Sehnengewebe sich unter Dehnung ähnlich verhalten. Zunächst kommt es zu einer **Längenzunahme** ohne große Kraftentwicklung, wenn zu Beginn die **spiraligen Strukturen** der Kollagenfasern geglättet werden. Anschließend nimmt die **Spannung** in den Fasern zu und steigt dann in etwa linear mit weiterer Dehnung an.

Eine weitere wichtige physiologische Eigenschaft des Bindegewebes von Kapsel, Fascien, Bändern und Sehnen ist die **Relaxation**. Hält man eine **kollagene Struktur** über längere Zeit in einer bestimmten Länge gedehnt, dann läßt die Spannung allmählich nach, es kommt zu einer Relaxation bei gleicher Länge. Außerdem beobachtet man ein sogenanntes **Kriechen** der kollagenen Strukturen. Wenn eine Sehne über längere Zeit unter Spannung gehalten wird, nimmt die **Länge** zu. Die Ursprungslänge wird erst sehr langsam wieder erreicht.

Bei kollagenen Strukturen: Relaxation = Spannungsrückgang ohne Längenänderung

Anders verhält sich der **nichtaktive Muskel** bei Dehnung. Er setzt keinen Widerstand entgegen und es kommt zu einer Verlängerung, ohne daß eine nennenswerte Kraft im Muskelgewebe entsteht. Erst bei Erreichen der maximalen physiologischen Länge treten **Widerstandskräfte** auf, die dem bindegewebigen Anteil zugerechnet werden müssen.

Widerstand bei Dehnung eines nichtaktiven Muskels ist Kollagenstrukturen zuzuordnen

Von besonderer Bedeutung ist die Auswirkung der Dehnung auf die neuromuskuläre Funktionseinheit, da wichtige **propriozeptive Mechanismen** hierüber gesteuert werden. Diese sind an zwei wesentliche Strukturen gebunden (*Tab. 15*). Zum einen werden von den **Muskelspindeln** Längenänderungen des Muskels registriert. Besonders bei schneller Dehnung wird der **betroffene Muskel aktiviert** und der **Antagonist gehemmt,** so daß der Dehnung entgegengewirkt wird.

Schnelles Dehnen aktiviert Muskelspindeln, langsames Dehnen Sehnenspindeln

Tab. 15: Muskelsteuerung durch Propriozeptoren.

	Muskelspindel	Sehnenspindel „GOLGI-Körperchen"
Lokalisation	Muskel	Sehne
Reiz	schnelle Dehnung	langsame Spannungszunahme
Reizantwort	rasche Kontraktion	Tonusminderung Aktivierung der Antagonisten

Die in den Sehnen sitzenden **GOLGI-Körperchen** registrieren die bei langsamer Dehnung zunehmende Spannung in der Sehne und wirken hemmend auf die der Sehne zugeordnete Muskulatur, während die **Antagonisten aktiviert** werden. Damit haben sie einen umgekehrten Effekt wie die Muskelspindeln.

Weitere Strukturelemente der Propriozeption sind die **Haut- und Kapsel-Band-Rezeptoren,** die über Afferenzen Informationen über Längen-, Stellungs- und Spannungsänderung liefern und die Muskelaktivierung und den Ruhetonus der Muskulatur mitsteuern.

Die Gesamtheit dieser physiologischen Mechanismen sind für alle **Dehnmethoden** von großer Bedeutung. Wenn man sich ihre Funktion zunutze macht, kann eine optimale Dehnung der Muskulatur erreicht werden.

Aktive, passive, dynamische und statistische Dehnungen

Prinzipiell können **aktive, passive, dynamische und statische Dehnmethoden** unterschieden werden. Entsprechend ihrer spinalen Steuerung reagieren **Muskelspindeln** sehr empfindlich auf kurze schnelle Dehnung. Diese führt zu einem erhöhtem Muskeltonus mit **erhöhter Verletzungsgefahr,** was als Nachteil der dynamischen Dehnmethode angesehen wird. Auch werden mit schnellen, kurzen Dehnungen die bindegewebigen Strukturen nicht erreicht und bleiben einer Dehnung somit entzogen.

Statisches Dehnen vermeidet Aktivierung der Muskelspindeln

Das **statische Dehnen** erfolgt entweder passiv durch äußere Kräfte oder aktiv durch isometrisches Einschalten von Antagonisten. Mit dieser **langsamen Form** des Dehnens soll eine Aktivierung der Muskelspindeln vermieden werden und eher die **Sehnenrezeptoren** angesprochen werden, die eine **Detonisierung** des betreffenden Muskels begünstigen.

Eine weitere Variante ist das **postisometrische Dehnen,** das mit einer isometrischen Kontraktion beginnt, bevor die eigentliche Dehnung vorgenommen wird. Als Vorteil wird die geringe Kontraktionsbereitschaft des Muskels nach der maximalen isometrischen Anspannung angesehen und die daraus resultierende geringere Verletzungsgefahr. Als Nachteil der statischen Methoden gilt, daß nur einzelne Muskelgruppen angesprochen werden und **koordinative Eigenschaften,** wie sie bei den vielen Bewegungsmustern erforderlich sind, außer acht gelassen werden.

Statisches Dehnen vernachlässigt Koordination

Dehnen nach Belastung wichtig für Muskelregeneration

Hervorzuheben ist die Bedeutung des Dehnens auch **nach der Belastung.** Spezielle Dehntechniken, die die Muskelspindeln deaktivieren und so den Muskel detonisieren, dienen einer optimalen Regeneration des Muskels.

Letztlich bleibt allerdings festzuhalten, daß viele Zusammenhänge, insbesondere die Bedeutung bestimmter Dehntechniken für Verletzungsanfälligkeit und Regenerationsfähigkeit, derzeit noch unklar sind.

4.5.12 Überprüfungsfragen zu Kap. 4

1. Was versteht man unter einer motorischen Einheit?
2. Wie ist die Blutgefäßversorgung der Skelettmuskulatur und welche Besonderheiten gibt es?
3. Bei welcher Form der Muskelkontraktion ist die Muskelspannung am größten?
4. Bei welchen Sportarten treten die meisten Muskelverletzungen auf?
5. Welche Ursachen von Muskelkrämpfen gibt es?
6. Welche strukturellen Schäden können bei einem Muskelkater vorliegen?
7. Welche Muskeln sind von Zerrungen/Rissen besonders häufig betroffen?
8. Was sind die wichtigsten Erstmaßnahmen bei einer akuten Muskelverletzung?
9. Wann sind Punktionen bei einer Sportverletzung angebracht?
10. Wie kann sich aus einer Muskelverletzung eine Myositis ossificans entwickeln?
11. Wo treten funktionelle Kompartmentsyndrome bevorzugt auf?
12. Welche Muskelfasertypen atrophieren bei Immobilisation besonders rasch?
13. Was sind die Nachteile isokinetischen Muskeltrainings.
14. Was ist als Nachteil isometrischen Muskeltrainings anzusehen?
15. Was versteht man unter muskulären Dysbalancen?
16. Welche Strukturen werden beim Dehnen neben der Muskulatur noch angesprochen?
17. Welche Faktoren begünstigen das Entstehen von Muskelverletzungen?
18. Welche Rezeptoren werden beim Dehnen der Muskulatur gereizt?

5 Sehnen

5.1 Anatomischer Überblick

Die **Kraftübertragung** der Muskeln auf Knochen und Gelenke erfolgt durch zwischengeschaltete Sehnen. Sie stellen ein **Kopplungssystem** dar, an das wie in der Technik bestimmte mechanische Anforderungen gestellt werden, um eine optimale Kraftübertragung zu ermöglichen. Diese Eigenschaften werden durch spezielle **Mikrostrukturen** des Sehnenmaterials gewährleistet.

Histologisch gesehen besteht die Sehne aus **Bindegewebe,** das im Körper als Binde- und Füllmaterial überall vertreten ist und eine außerordentliche Fülle unterschiedlicher Zellen und Strukturen aufweist.

Sehnengewebe = spezielle Form von Bindegewebe

Je nach mechanischer Anforderung ist die **Zusammensetzung dieses Bindegewebes** unterschiedlich. So überwiegt bei straffen Bindegeweben der Faseranteil und die übrigen Strukturen und Zellbestandteile sind im Vergleich zu lockerem Bindegewebe nur mit einem geringerem Anteil vertreten.

Nach ihrer Beanspruchungsform werden **Gleitsehnen** von **Zugsehnen** unterschieden, die jeweils auch histologische Besonderheiten aufweisen. Typische Gleitsehnen sind die Ansatzsehne des **M. supraspinatus** und die lange **Bicepssehne** (*Abb. 41*).

Gleitsehnen und Zugsehnen

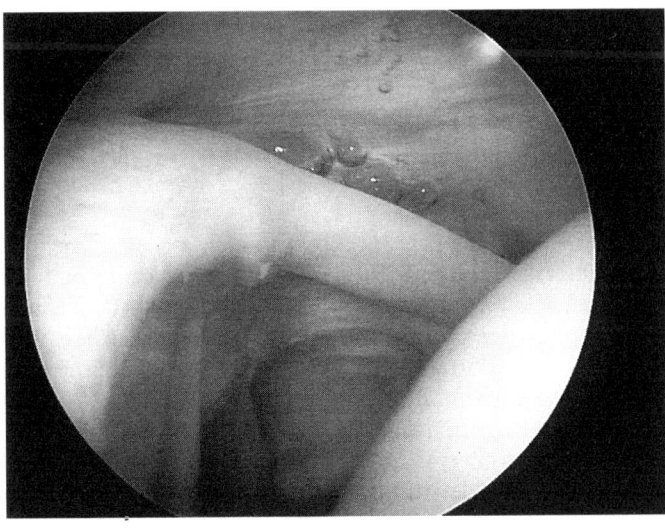

Abb. 41: Die lange Bicepssehne in ihrem Verlauf durch das Schultergelenk mit Ansatz am Oberrand der Gelenkpfanne. Arthroskopisches Bild.

Während Zugsehnen in ihrem Verlauf in keinem direkten Kontakt mit Knochen- oder Gelenkteilen stehen, verfügt die Seite einer Gleitsehne, die auf einem Widerlager gleitet, an dieser Stelle über eine **Faserknorpelschicht,** während die abgewandte Seite normale Sehnenfaserstruktur aufweist. Die Knorpelschicht ist von Kollagenfasern mit verschiedenen Kollagentypen netzartig durchsetzt.

Gleitsehnen mit blutgefäß-freier Knorpelschicht

Eine weitere Besonderheit besteht in der **Gefäßversorgung.** Wie bei normalem Faserknorpelgewebe ist auch die Faserknorpelzone der Gleitsehne weitgehend **blutgefäßfrei.**

In der Sehne finden sich sowohl kollagene als auch elastische Fasern. Diese sind in Bündeln zusammengefaßt, dazwischen liegen **Fibroblasten** und **lockeres Bindegewebe.** Mehrere Faserbündel bilden eine Sehne, die ihrerseits von einer bindegewebigen Hülle umgeben ist.

Die Fasern selbst sind aus einzelnen **Fibrillenbündeln** zusammengesetzt, die im Lichtmikroskop eine charakteristische Querstreifung aufweisen, die durch den Feinaufbau der Fibrillen hervorgerufen wird.

Spiralförmige Anordnung der Fasern und Fibrillen ermöglicht Vordehnung

Fasern und Fibrillen sind spiralförmig angeordnet und straffen sich unter Zug (*Abb. 42*).

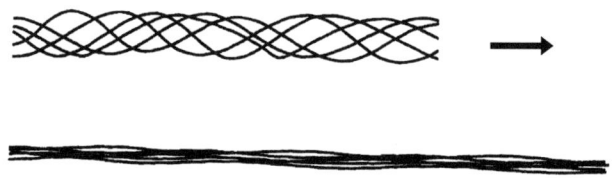

Abb. 42: Spiralförmige Anordnung von Sehnenfasern und -fibrillen und Straffung unter Zugeinwirkung.

Der **knöcherne Sehnenansatz** weist einige Besonderheiten auf (*Abb. 43*). Am Übergang zum Knochen tritt zunächst eine Schicht mit **Knorpelzellen** auf. Weiter darunter finden sich Knorpelzellen mit **Verkalkungen.** Diese Schicht ragt zapfenförmig in den Knochen hinein. Bindegewebsfasern verlaufen durch alle Zonen bis ins Knochengewebe, wo sie als sogenannte SHARPEYsche Fasern verankert sind.

Mehrere Übergangszonen bei der Sehneninsertion im Knochen

Somit wird eine kontinuierliche Übertragung der Kraft von flexiblen Sehnenfasern zu starrem Knochengewebe durch Zwischenschaltung strukturell unterschiedlicher Übergangszonen gewährleistet.

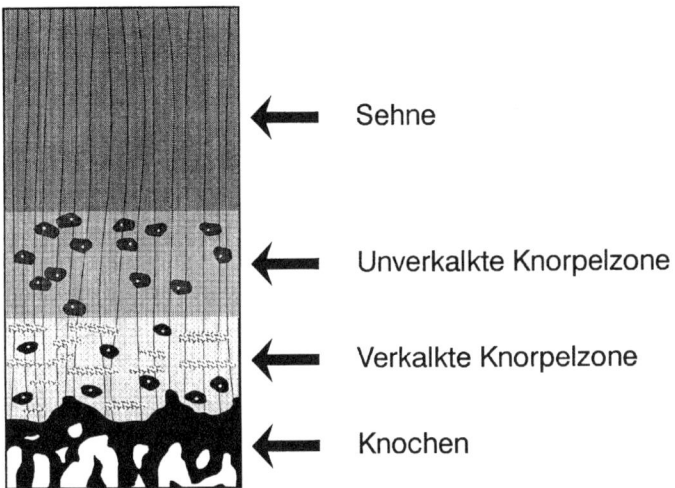

Abb. 43: Knöcherner Sehnenansatz.

5.2 Physiologie der Sehne

Der spezifische anatomisch-histologische Aufbau verleiht den Sehnen charakteristische mechanische Eigenschaften.

Wird die Sehne durch eine Kraft gedehnt, so stellt sich ein typischer **Kraftdehnungsverlauf** ein (*Abb. 44*). Zunächst kommt es zu einer raschen Längenänderung der Sehne, die auf eine **Straffung** der Spiralanordnung der Fibrillen und Fasern zurückgeht. Dabei wird noch keine große Kraft übertragen, die Spannung nimmt nur langsam zu.

Typische Kraftdehnungskurve von Sehnenmaterial

Diese Phase kann als eine wirkungsvolle **Dämpfung** bei schnell einsetzender hoher Krafteinwirkung auf die Sehne angesehen werden.

Bei weiter zunehmender Dehnung kommt es zu einem linearen Spannungsanstieg. In der anschließenden Phase nimmt die

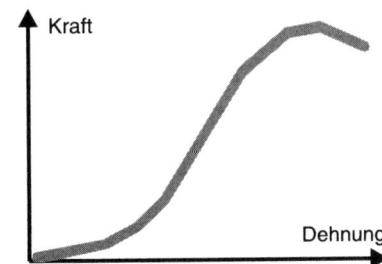

Abb. 44: Kraft-Dehnungsverhalten der Sehne.

Spannung zunächst leicht ab und bei Überschreiten der **Reißfestigkeitsgrenze** tritt eine irreversible Verformung der Strukturen ein.

Eine weitere wichtige physiologische Eigenschaft bindegewebigen Materials wie der Sehne ist die **Viskoelastizität**. Diese drückt sich so aus, daß es bei konstant gehaltener Dehnung der Sehne mit zunehmender Dauer zu einem Nachlassen der Spannung kommt, was auf eine Relaxation der kollagenen Strukturen zurückgeht (*Abb. 45*).

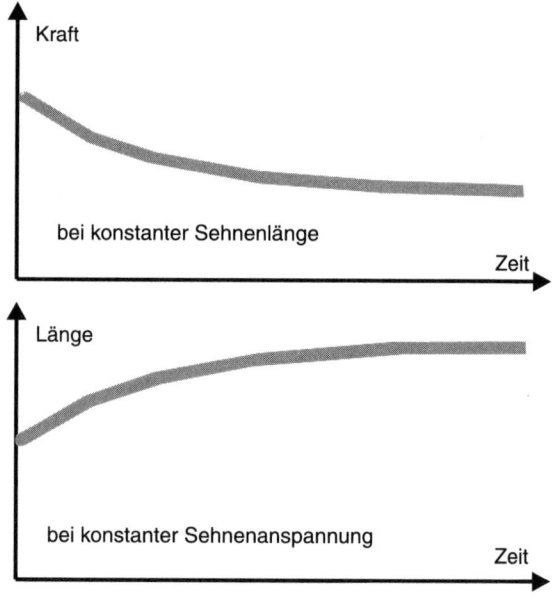

Abb. 45: Viskoelastische Eigenschaft der Sehne. Spannungsabnahme bei konstanter Länge und Dehnung bei konstant gehaltener Spannung.

Hält man dagegen die Zugspannung einer Sehne konstant, setzt ein „Kriecheffekt" ein, mit allmählicher Längenzunahme der Sehnen, die sich nur sehr langsam wieder zurückbildet.

5.3 Adaptation des Sehnengewebes

Funktionelle Anpassung von Sehnengewebe

Das ROUXsche Gesetz, wonach sich die Strukturen des Bewegungssystems einer Beanspruchung anpassen, gilt auch für Sehnen. Morphologisch beruhen diese Anpassungsvorgänge auf Veränderungen an spezifischen Strukturen der Sehne, insbesondere an den **extrazellulären Bestandteilen**. Der Steuermechanismus der Zellen, die diese Änderungen bewirken, ist noch unbekannt.

Unter Training kommt es zu einer **Hypertrophie** der Sehne, indem der Anteil von Fasern größeren Durchmessers zunimmt. Die physiologischen Auswirkungen zeigen sich in einem verzögerten Kraftanstieg im Kraftdehnungsdiagramm – die **Dehnbarkeit** der Sehne hat zugenommen. Die maximale Zugbelastbarkeit der Sehne ist zwar etwas reduziert, aber **Energieaufnahmefähigkeit** und damit auch **Dämpfungskapazität** haben sich verbessert.

Unter Training Hypertrophie der Kollagenfasern

Gleitsehnen haben aufgrund ihres besonderen histologischen Aufbaus mit einer Faserknorpelschicht im Vergleich zu Zugsehnen andere biomechanische Eigenschaften. Dies drückt sich in einer niedrigeren **Zugbelastbarkeit** aus. Aufgrund des verhältnismäßig niedrigen Faseranteils der Gleitsehnen und der einseitigen Faserknorpelschicht ist eine Zunahme der Dehnbarkeit nur begrenzt möglich.

Wie die Erfahrung zeigt, werden histologische Zusammensetzung und **physiologische Eigenschaften** einer Sehne ebenso wie andere Strukturen des Bewegungssystems auch von **Stoffwechselstörungen** oder **Medikamenteneinwirkung** beeinflußt. So zeigen sich bei Fettstoffwechselstörungen Ablagerungen von Fett im Sehnengewebe, was sich auf die mechanische Festigkeit der betroffenen Sehne auswirkt. Medikamente führen ebenfalls zu Strukturveränderungen in der Sehne. Der Effekt von Steroiden auf das Muskelsehnengewebe ist dafür ein Beispiel. Sowohl bei systemischer als auch bei lokaler Anwendung setzen diese Stoffe die **Reißfestigkeit** von Sehnengewebe herab. Die Sehne wird steifer, die initiale Dehnbarkeit nimmt ab und begünstigt ein frühes Einreißen der Kollagenfasern. Auch „physiologische" **Alterung** des Gewebes drückt sich in verminderter mechanischer Belastbarkeit aus. Beginnend ab dem 3. Lebensjahrzehnt verrin-

Stoffwechselstörungen und Medikamente beeinflussen physiologische Sehneneigenschaften

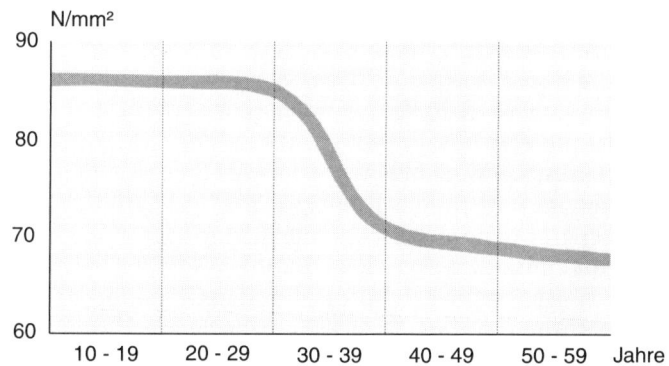

Abb. 46: Zugfestigkeit von Sehnen und Abhängkeit vom Alter.

gert sich die Zugfestigkeit von Sehnenmaterial bis ins höhere Alter um nahezu ein Viertel (*Abb. 46*).

5.4 Epidemiologie von Sehnenverletzungen und Sehnenschäden

Während **Sehnenverletzungen** durch plötzliche Gewalteinwirkung von außen oder durch übermäßige Muskelanspannung zustande kommen, sind **Sehnenschäden** Folge von längerdauernder Überlastung sowie altersabhängiger und stoffwechselbedingter Degeneration

Auch bei der epidemiologischen Betrachtung müssen Sehnenverletzungen und Sehnenschäden unterschieden werden. Während erstere besonders in jüngeren Altersgruppen im Vergleich zu anderen Verletzungsarten nicht zu den häufigsten Sportverletzungen zählen, werden Sehnenschäden wie Tendinosen und besonders Insertionstendinosen zu den „Allerweltssportschäden" gerechnet.

Ein Drittel aller Tennisspieler mit Tennisellenbogen

So hat beispielsweise das häufige Auftreten von Sehnenüberlastungsschäden am Ellenbogen bei Tennisspielern dem Krankheitsbild der **Epicondylitis radialis** auch die Bezeichnung „**Tennisellenbogen**" eingebracht.

Weitere Insertionstendinosen des Schultergürtels und der oberen Extremität finden sich am **Coracoid** als Sehnenansatz dreier Muskeln, am **Epicondylus ulnaris** als „Werferellenbogen" sowie am **Processus styloideus ulnae et radii** des Handgelenkes, an der Basis des 2. und 3. Mittelhandknochens am Os pisiforme und an der **Olecranonspitze.**

Vielfältige Insertionstendinosen an der unteren Extremität

Häufig vorkommende Insertionstendinosen an den unteren Extremitäten betreffen den **Adduktorenansatz,** auch Gracilissyndrom oder – wegen des häufigen Vorkommens in dieser Sportart – „Fußballerleiste" genannt. Weitere finden sich im Ansatzbereich der Rectus-Sehne am Darmbein sowie der ischiocruralen Muskulatur am Sitzbein. In Knienähe sind es der Sehnenansatz des M. semitendinosus, des M. gracilis und des M. sartorius am **Pes anserinus,** am Wadenbeinköpfchen der Bicepssehnenansatz, der proximale und distale Patellapol mit Patellarsehnen- und **Quadricepssehnenansatz** sowie die Tuberositas tibiae mit **Patellarsehnenansatz.** Weitere Lokalisationen sind die laterale und mediale Tibiakante, der **Achillessehnenansatz** an der Ferse sowie der **Peroneus-brevis-Ansatz** am Metatarsale V und an der **Wirbelsäule** schließlich die Dornfortsätze besonders im cervicothoracalen Übergangsbereich.

Das bevorzugte Auftreten von **Insertionstendopathien** in bestimmten Sportarten steht in engem Zusammenhang mit der jeweiligen sportartspezifischen Beanspruchung. So treten Insertionstendopathien an den oberen Extremitäten typischerweise bei **Rückschlagspielen** und **Ballsportarten** wie Tennis, Handball, Volleyball sowie **Wurfsportarten** in der Leichtathletik auf. Demgegenüber sind es an den unteren Extremitäten speziell im Beckenbereich der **Fußballsport,** bei Insertionstendinosen am Unterschenkel und Füßen Lauf- und Sprungdisziplinen der **Leichtathletik** und einige Ballsportarten, in denen diese Regionen typischerweise überlastet werden.

Insertionstendinosen sind typische Überlastungsschäden

Sehnenverletzungen sind im Gegensatz zu Tendinosen eher als seltenere Sportverletzungen anzusehen, besonders wenn sie beim jüngeren Sportler auftreten. Bei Sportstudierenden machen sie nur 2 % aller vorkommenden Verletzungsarten aus.

Der Anteil von Sehnenverletzungen steigt mit zunehmendem Lebensalter allmählich an und erreicht bei 40-50jährigen einen Anteil von knapp 10 % aller Sportverletzungen.

Kontinuierlicher Anstieg von Sehnenverletzungen im Sport mit zunehmendem Alter

Im Zusammenhang mit Sehnenverletzungen und Tendopathien muß die altersabhängige **Degeneration** von Sehnengewebe erwähnt werden. Mit zunehmendem Lebensalter nimmt das Ausmaß solcher Veränderungen an den Sehnen zu. Dabei kommt es zu Fetteinlagerungen, Verquellungen der Sehnenfasern und knorpeligen Umwandlungen. Das sind strukturelle Schäden, die auch den sogenannten **Tendinosen** zugrunde liegen. Als Ursache gelten eine **gestörte Blutzirkulation** in ohnehin schlecht gefäßversorgten Regionen des Sehnengewebes. Auch die im Alter zunehmende **körperliche Inaktivität** wird als begünstigender Faktor angesehen.

Zwei Befunde verdienen in diesem Zusammenhang besondere Beachtung. Vielfach liegen solche degenerativen Schäden in Sehnen vor, ohne daß dadurch irgendwelche **Symptome** bei den Betroffenen ausgelöst werden. Dies mag viele Sehnenrupturen erklären, die bei Bagatellverletzungen aus „heiterem Himmel" auftreten. Und häufig entwickeln sich solche Degenerationen unverhältnismäßig früh bei **jüngeren Sportlern,** wenn Sehnen einer besonders hohen Beanspruchung ausgesetzt sind.

Degenerative Sehnenschäden begünstigen das Auftreten von **Sehnenverletzungen.** Diese weisen eine Bevorzugung ganz bestimmter Regionen des Bewegungssystems auf. Als Risikofaktoren sind Alter und Belastung von entscheidender Bedeutung.

Degenerative Sehnenschäden mit zunehmendem Lebensalter

Von besonderer Bedeutung sind **Achillessehnenruptur** und -schäden, was sich aus folgenden Befunden ergibt:

1. **Achillessehnenrupturen** zählen zu den häufigsten Sehnenrupturen.
2. **Achillessehnenrupturen** treten im Vergleich zu anderen Sehnenrupturen – insbesondere denen der Bicepssehne –

schon **in jüngeren Jahren** auf. Häufigstes Auftreten ist im vierten Lebensjahrzehnt, die Bicepssehnenrupturen treten dagegen bevorzugt ab dem sechsten Lebensjahrzehnt auf.

Degenerativ veränderte Sehnen z. T. auch ohne Symptome

3. **Degenerative Veränderungen,** die bei Sehnenrupturen eine entscheidende Rolle spielen, lassen sich an der Achillessehne im vierten Lebensjahrzehnt bei jedem Dritten nachweisen, ohne daß Symptome bestehen.

Achillessehnenruptur häufigste Sehnenverletzung im Sport

Neben der Achillessehnenruptur, die als häufigste Sehnenverletzung im Sport gilt, finden sich Risse der **Biceps-femoris-Sehne,** der **Quadricepssehne** und des **Ligamentum patellae.**

An der oberen Extremität sind es Risse der Supraspinatussehne, der Biceps- und Tricepssehne und häufiger noch der Strecksehnen der Finger z. T. mit knöchernen Ausrißen. Solche Sehnenausrisse finden sich auch am Tuberculum majus des Oberarmkopfes, am Olecranon des Ellenbogens sowie an den Dornfortsätzen der Wirbelkörper. An den unteren Extremitäten treten knöcherne Sehnenausrisse der Patellarsehne an der Tuberositas tibiae und der Bicepssehne am Wadenbeinköpfchen, am Achillessehnenansatz an der **Ferse** sowie besonders am Sehnenansatz des **M. peronaeus brevis** an der Basis des 5. Mittelfußknochens auf.

Knöcherne Sehnenausrisse

5.5 Sehnenrupturen

Sehnenrupturen meist bei degenerativen Vorschäden

Sehnenrupturen gelten als typische Verletzungen, die beim Sport oder bei körperlicher Belastung auftreten. Meist liegen degenerative **Vorschäden** einer Ruptur zugrunde, wobei die relativ schlechte Durchblutung eine Rolle spielt, aber auch Allgemeinerkrankungen, Stoffwechselstörungen und chronische Entzündungen solche Veränderungen begünstigen. Auch ohne solche Veränderungen können Rupturen allein durch **mechanische Überlastung** ausgelöst werden. Als mögliche Mechanismen, bei denen es zur Ruptur einer Sehne kommt, gelten maximale (exzentrische) Muskelkontraktion, Abbremsen einer schnellen, aktiven Bewegung und äußere Gewalteinwirkung durch Tritt, Schlag oder Aufprall.

Häufigste Sehnenrupturen im Sport: Strecksehnen der Finger und Achillessehne

Neben den **Strecksehnenrissen der Finge**r ist die Achillessehnenruptur die häufigste Sehnenverletzung im Sport.

Abgesehen von diesen Rissen treten Sehnenrisse im Sport an der oberen Extremität seltener auf als an der unteren. Einen **Überblick über mögliche Lokalisationen** zeigt die folgende Übersicht:

- Supraspinatussehne am Tuberculum majus
- Lange Bicepssehne am Acromion (sehr selten: kurze Bicepssehne am Coracoid, oder Ansatz am Radius)
- Tricepssehne am Olecranon
- Strecksehnen der Finger
- Bicepssehne am Oberschenkel
- Quadricepssehne am oberen Patellarand
- Patellarsehne am unteren Patellrand
- Achillessehne oberhalb der Ferse

Die Diagnose der Sehnenrisse wird durch den **akuten Schmerz**, den **Funktionsverlust** und die eventuell sichtbare **Deformierung der äußeren Kontur** gestellt (*Abb. 47*). In den Fällen, wo dies nicht mit hinreichender Sicherheit möglich ist, wird auf **apparative Untersuchungsmethoden** zurückgegriffen. Als besonders wertvoll hat sich hierbei die **Sonographie** erwiesen, mit deren Hilfe es möglich ist, den Riß zu lokalisieren, auch partielle Risse zu identifizieren und begleitende Hämatome zu erkennen.

Sonographische Untersuchung sichert die Diagnose

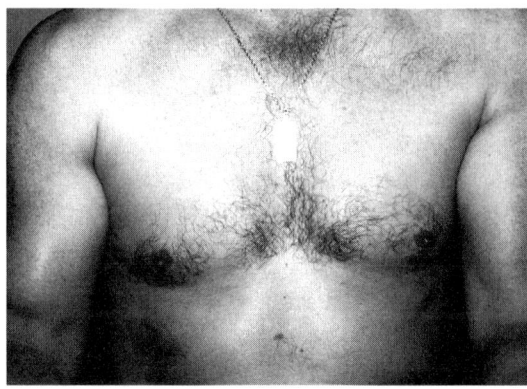

Abb. 47: Konturveränderung des Oberarms bei Abriß der langen Bicepssehne.

Unter Umständen kann auch eine **kernspintomographische Untersuchung** erforderlich werden. Mit dieser Methode lassen sich degenerative Strukturveränderungen erkennen, die einem Riß vorausgehen können.

Eine **Röntgenuntersuchung** ist in aller Regel immer erforderlich, um knöcherne Verletzungen, z. B. knöcherne Sehnenausrisse, auszuschließen

Röntgenuntersuchung dient dem Ausschluß knöcherner Ausrisse

Bei den meisten Sehnenverletzungen im Sport ist eine operative Therapie angezeigt. Hierbei spielt nicht nur der Leistungsanspruch eine Rolle. Die bei konservativer Behandlung in vielen Fällen resultierende Defektheilung kann auch in fortgeschrittenem Alter ein erhebliches Funktionsdefizit bedeuten. Allerdings ist darauf hinzuweisen, daß vor allem bei degenerativen Sehnenrupturen älterer Patienten an der **Bicepssehne** am Oberarm, aber auch zunehmend an der **Achillessehne** konservativ ebenfalls mit gutem Erfolg behandelt wird.

Während die **Operation** einer Sehnenruptur möglichst in den ersten Tagen nach der Verletzung erfolgen sollte, benötigt der Heilungsvorgang mindestens 6 Wochen. Hierbei hat sich insofern in den letzten Jahren eine wesentliche Veränderung ergeben, als man von der früher üblichen Gipsimmobilisierung abgerückt ist und stattdessen eine **frühfunktionelle Nachbehandlung** empfiehlt. Mit frühzeitigen Bewegungsübungen und dosierter Belastung soll der Heilungsvorgang beschleunigt und die Ausbildung spezifischer Eigenschaften der Sehnenfasern durch den physiologische Belastungsreiz stimuliert werden.

Frühfunktionelle Nachbehandlung, auch nach Operationen

5.6 Knöcherne Sehnenausrißfrakturen

Vor allem im Kindes- und Jugendalter treten neben reinen Sehnenrupturen auch **Ausrißfrakturen** des Knochenansatzes von Sehnen auf. Dies kann als Hinweis auf vergleichbare mechanische Zugfestigkeitswerte dieser beiden Strukturen interpretiert werden. Die mit dem Alter zunehmenden degenerativen Sehnenveränderungen erklären, warum knöcherne Ausrißfrakturen mehr **bei jüngeren Sportlern** zu finden sind. Eine weitere Ursache ist darin zu sehen, daß Sehnenansätze häufig an Apophysen lokalisiert sind, deren maximale Festigkeit erst nach Wachstumsabschluß erreicht wird.

Typische Lokalisationen: Spina iliaca anterior superior und inferior und Os ischii

Typische Lokalisation von **Ausrißfrakturen** sind die **Spina iliaca anterior superior** als Ansatzstelle des **M. tensor fascie latae** und die **Spina iliaca anterior inferior** mit dem Ansatz der Sehne des M. rectus femoris sowie das **Os ischii** als Ansatzstelle der ischiocruralen Muskelgruppe.

Wie bei der Sehnenruptur ist die **Symptomatik** gekennzeichnet von einem plötzlich auftretenden Schmerz bei voller Belastung, verbunden mit einem Kraftverlust und einem komplettem Funktionsausfall.

Bei der Untersuchung findet man einen **lokalen Druckschmerz,** im weiteren Verlauf bildet sich ein Hämatom aus.

Diagnose durch Röntgenuntersuchung

Die entscheidende diagnostische Maßnahme ist die Röntgenuntersuchung, mit der der knöcherne Ausriß festgestellt wird (*Abb. 48*).

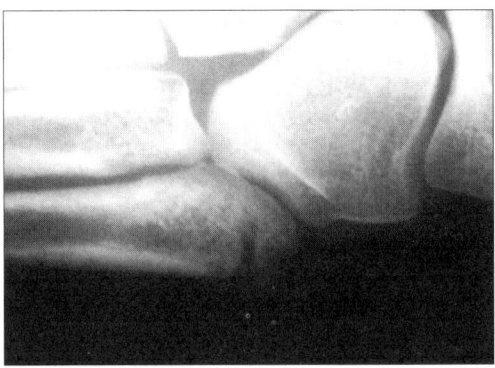

Abb. 48: Anriß der Ansatzstelle der Peronaeus-brevis-Sehne an der Basis des 5. Mittelfußknochens.

Die **Behandlung** kann in vielen Fällen **konservativ** erfolgen, eine Funktionseinbuße oder bleibende Beschwerden resultieren nach konservativer Behandlung meist nicht. Bei größeren Fragmenten oder bei höheren Leistungsansprüchen kann eine operative Behandlung erforderlich werden.

Abrisse der Patellarsehne an der **Tuberositas tibiae**, der Supraspinatussehne am **Tuberculum majus** und **knöcherne Ausrisse der Achillessehne** müssen in der Regel **operativ** versorgt werden.

Operation bei Ausriß der Achillessehne der Patellarsehne und der Supraspinatussehne

5.7 Insertionstendinosen

Insertionstendinosen treten an den sehnigen Ansätzen und Ursprüngen von Muskeln auf und sind im allgemeinen auf eine **Überlastung** zurückzuführen. Der knöcherne Sehnenansatz weist einige Besonderheiten auf, die einen Übergang der elastischen Kraftübertragung der Sehne in die starre **Kraftaufnahme** des Knochens gewährleisten (siehe auch *Abb. 43*, S. 119). Die Beanspruchung ist im Sehnenansatzbereich am größten, vor allem weil durch ständige Änderung der Zugrichtung unter Belastung starke **Spannungsspitzen** auftreten.

Besonderheiten des knöchernen Sehnenansatzes

Unter übermäßiger Beanspruchung treten morphologische Veränderungen an den Übergangszonen auf, es kommt zu einer Verbreiterung der verkalkten Übergangszone und es kann im Rahmen einer Knochenneubildung zu spornartigen Ausziehungen kommen.

Als Ursache der Insertionstendinosen kommen mehrere Faktoren in Frage. Gewebevorschäden, Überlastung, Muskelverspannung, aber auch **ortsfremde Störungen** wie Allgemeininfekte, chronische Infektionsherde und Schäden der benachbarten Gelenke werden als begünstigend angesehen. Besonders bei **chronischem Verlauf** einer Insertionstendinose gewinnen solche ortsfremden Faktoren an Bedeutung und müssen in die Therapieplanung mit einbezogen werden.

Vielfältige Ursachen der Insertionstendinosen

Insertionstendinosen treten am gesamten Bewegungssystem auf und finden sich bei Sportlern sowohl an Extremitäten wie auch an der Wirbelsäule. Viele sind so typisch für bestimmte Sportarten, daß es auch umgangssprachliche Bezeichnungen dafür gibt. Im folgenden werden einige **häufige Lokalisationen** von Insertionstendinosen aufgelistet (*Tab. 16*).

Tab. 16: Typische Insertionstendinosen mit Lokalisation.

Lokalisation	Beispiele
Obere Extremitäten	
Coracoid	kurze Bicepssehne, M. coracobrachialis
Olecranon	Tricepssehne
Epicondylus radialis	„Tennisellenbogen"
Epicondylus ulnaris	„Werferellenbogen"
Processus styloideus	Kollateralbänder
Untere Extremitäten	
Os ischii	„Fußballerleiste"
Os pubis	„Fußballerleiste"
medialer Tibiakopf	Pes anserinus
Fibulaköpfchen	Bicepssehnen
Oberer, unterer Patellapol	Quadriceps-, Patellarsehne („Springerknie")
Tuberositas tibiae	Ligamentum patellae
Laterale, Mediale Tibiakante	M. tibialis anterior, M. flexor digit.
Calcaneus	Achillessehne
Os naviculare	M. tibialis posterior
Os metatarsale 5	M. peroneus brevis
Wirbelsäule	
Dornfortsätze	Interspinalligamente, M. trapezius

Die Diagnose einer Insertionstendinose ergibt sich aus dem typischen **Belastungsschmerz** und der jeweiligen Lokalisation. Die weite Verbreitung dieser Überlastungsschäden, die eher als leistungshemmende, lästige Störungen und weniger als ernstzunehmende Erkrankungen empfunden werden, und die dadurch bedingte Unterlassung geeigneter Therapiemaßnahmen führen häufig zu einer **Chronifizierung**. In diesem Stadium ist dann oftmals eine Vielzahl von Behandlungsmaßnahmen erforderlich, um eine Abheilung herbeizuführen. So reicht das Spektrum der Behandlungsmöglichkeiten von einfachen **physikalischen Anwendungen** über orthetische Hilfen und Immobilisierung sowie medikamentöse Therapie bis hin zu **operativem Vorgehen**. Diese verschiedenen Maßnahmen kommen je nach Ausprägung und Dauer der bestehenden Insertionstendinose zum Einsatz. Erfahrungsgemäß ist allerdings Vorbeugung und Beseitigung der Ursachen schon beim ersten Auftreten die beste Behandlungsmaßnahme.

Vielfalt der Behandlungsmaßnahmen

5.8 Tendinose – Tendovaginitis

Als Überlastungsfolge kann es an den Sehnenscheiden zu einem Reizzustand, einer **Tendovaginitis**, kommen. An Sehnenabschnitten ohne **Sehnenscheide** entzündet sich das bindegewebige Gleitlager und es tritt eine Peri- oder Paratendinitis auf. Schließlich kann auch eine Schädigung in der Sehne selbst vorliegen, dann handelt es sich um eine Tendinose.

Bekanntestes Beispiel für eine Tendovaginitis ist der schnellende Finger bei einer Tendovaginitis stenosans. Eine **Peri- oder Paratendinitis** findet sich häufig an der Achillessehne, wenn die umgebende Bindegewebshülle entzündlich gereizt ist. Die Gelenkkapsel des Schultergelenks zeigt bei einer Tendinose typischerweise eine Kalkeinlagerung im sehnigen Anteil der Rotatorenmanschette.

Vielfältige Krankheitsbilder bei Tendinosen und Tendovaginitiden

Die Ursachen dieser Krankheitsbilder sind vielfältig. Während die Kalkablagerungen in der Sehne bei der **Tendinitis oder Tendinosis calcarea** Folge **lokaler Durchblutungsstörungen** sind, können solche degenerativen Schäden jedoch auch durch übermäßige mechanische Belastungen und ständige Kompressionseffekte ausgelöst werden. Meist steht nur die Überlastung im Vordergrund. In diesen Fällen zeigt sich die im Vergleich zum Muskelgewebe nur begrenzte Adaptations- und Regenerationsfähigkeit des Sehnengewebes.

Begrenztes Adaptationspotential von Sehnengewebe im Vergleich zur Muskulatur

Die Symptomatik ist nicht einheitlich. Sie wird im wesentlichen bestimmt durch die zugrundeliegende Ursache und die Lokalisation der jeweiligen Schädigung.

Während bei der **Peritendinitis** der Achillessehne der morgendliche **Anlaufschmerz** ein sehr typisches Symptom ist, steht bei der Tendinitis calcarea der **nächtliche Ruheschmerz** im Vordergrund sowie ein bewegungsabhängiger Belastungsschmerz.

Morgendlicher Anlaufschmerz typisches Symptom bei der Achillessehnenperitendinitis

Bei der Tendovaginitis stenosans ist es das charakteristische Schnappen eines Fingergliedes und bei einer **Tendovaginitis crepitans** des Unterarms ein Knirschen und Reiben, das in dem nur wenigen Tagen dauernden akuten Stadium nicht nur fühlbar, sondern auch hörbar ist.

Sonographie: diagnostische Methode der Wahl bei Tendinosen

Bei unkomplizierten Krankheitsbildern wie dem eines schnellenden Fingers oder einer Tendovaginitis crepitans sind in der Regel keine weitergehenden apparativen diagnostischen Maßnahmen erforderlich. Hingegen werden bei unklaren oder chronischen Verlaufsformen, bei denen einfache diagnostische Maßnahmen nicht zum Ziel führen, bildgebende Untersuchungsverfahren wie die **Sonographie** oder **Kernspintomographie** eingesetzt. So wird beispielsweise die Diagnose einer Tendinitis calcarea der Schulter durch den Nachweis des Kalkherdes im Röntgenbild oder in der sonographischen Untersuchung gestellt (*Abb. 49*).

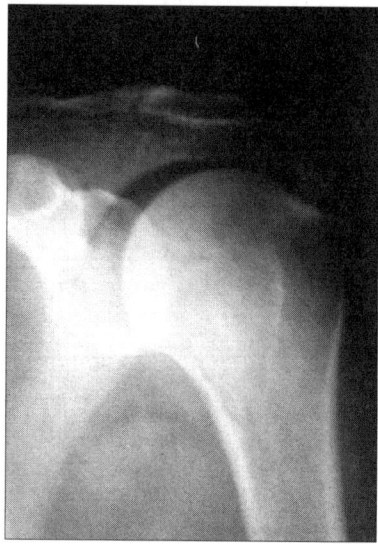

Abb. 49: Verkalkung der Rotatorenmanschette der Schulter bei einer Tendinitis oder Tendinosis calcarea.

Die **Therapiemaßnahmen** variieren entsprechend der Vielfalt der Krankheitsbilder:

Eine Tendinitis crepitans heilt durch einfache Schonung in wenigen Tagen spontan aus.

Beim **schnellenden Finger** kann eine Inzision der verdickten Sehnenscheide erforderlich werden und rasche und dauerhafte Abhilfe schaffen. Demgegenüber hat die **Peritendinitis der Achillessehne** chronischen Charakter und erweist sich mitunter als so therapieresistent, daß oftmals das gesamte Spektrum konservativer Maßnahmen nicht ausreicht und operativ vorgegangen werden muß.

Im Zusammenhang mit der Behandlung dieser Schäden soll die **Kortisoninfiltration** nicht unerwähnt bleiben. Sie kann bei akuten Peritendinitiden zu einer schlagartigen Beschwerdebesserung führen und das Leistungsvermögen sofort wieder herstellen. Eine große Gefahr besteht bei **häufiger Anwendung von Kortison,** insbesondere bei versehentlichen Injektionen in die Sehne selbst. Dabei kommt es zu einer Schädigung der Sehne mit **lokaler Gewebszerstörung.** Darüberhinaus wird die reparative Aktivität der Fibroblasten stark gehemmt. Oftmals ist die eigentliche Ursache bei Sehnenrupturen in vorangegangenen Kortisoninfiltrationen zu suchen.

Kortisoninfiltration als Therapiemaßnahme bei Sehnenschäden nicht unkritisch

5.9 Überprüfungsfragen zu Kap. 5

1. Welche morphologischen Besonderheiten unterscheiden Zugsehnen von Gleitsehnen?
2. Wie erklärt sich die zu Beginn einer Krafteinleitung einsetzende Längenänderung der Sehne, bei der noch keine große Kraft übertragen wird?
3. Welche Ursachen hat die Fußballerleiste?
4. Warum werden Sehnenschäden mit zunehmendem Alter häufiger?
5. Welches sind die häufigsten Sehnenrupturen?
6. Mit welchen speziellen apparativen Untersuchungsmethoden lassen sich Sehnenverletzungen diagnostizieren?
7. Wo treten knöcherne Sehnenausrißfrakturen bevorzugt auf?
8. Welche knöchernen Sehnenausrißfrakturen erfordern eine operative Behandlung?
9. Welche Faktoren begünstigen das Entstehen chronischer Insertionstendinosen?
10. Welche histologischen Veränderungen kann man bei Sehneninsertionstendinosen finden?
11. Welcher Schmerz ist für die Peritendinitis der Achillessehne typisch?
12. Welche Sehnenerkrankung liegt einem „schnellenden Finger" zugrunde?

6 Glossar

Achillodynie: Reizzustand der Achillessehne oder Ferse
Achsgeometrie: Stellung der Gelenkachsen
Adaptation: Anpassung eines Organs an veränderte Bedingungen oder Reize
aerob: sauerstoffabhängiger Kohlenhydratabbau über die Atmungskette
Afferenz: Nervenleitung vom peripheren Empfindungsorgan zum Zentralnervensystem
Agonist: Muskel, der eine definierte Bewegung bewirkt
Aktin: Muskeleiweiß, das sich bei Muskelkontraktion aktiv verkürzt
Allgemeininfekte: Allgemeinerkrankung durch giftige Substanzen, die von einem Infektionsherd gebildet werden
anabol: aufbauend
analgetisch: schmerzlindernd, schmerzaufhebend
Anastomose: Verbindung zweier Hohlorgansysteme, z. B. Blutgefäße
Anode: positive Elektrode, zu der die Anionen hinwandern
Adduktoren: Muskeln, die das Heranführen des Beines an die Hüfte bewirken
Antagonist: Gegenspieler des Agonisten
anterior: vorne
Antibiotika: Medikamente gegen Mikroorganismen
Antiphlogistika: Medikamente gegen Entzündungen
Apophyse: knöcherner Sehnenansatz mit eigener Knochenkernanlage
arterielle Verschlußkrankheit: periphere Durchblutungsstörung aufgrund von Gefäßveränderungen
anaerob: nicht sauerstoffbedürftiger Stoffwechselvorgang
Arthritis: Gelenkentzündung
Arthrofibrose: bindegewebige Gelenkverwachsung
Arthroplastik: Entfernen, Einsetzen körpereigenen oder körperfremden Materials in einem Gelenk
Arthrose: degenerative Gelenkerkrankung
Arthroskopie: Gelenkspiegelung
artikulär: zum Gelenk gehörig

Ätiologie: innere oder äußere Krankheitsursache
ATP: Adenosintriphosphat, energiereiche Phosphatverbindung – bei allen energiebedürfigen Prozessen gebraucht
ATPase: Enzym zur Umwandlung von Adenosintriphosphat (ATP) in Adenosindiphosphat (ADP)
Atrophie: Gewebsschwund infolge Mangelversorgung
Ausrißfraktur: Ausriß des Sehnenansatzes aus dem Knochen
avaskulär: ohne Blutgefäßversorgung
Azidose: Störung des Säurebasengleichgewichtes, stoffwechsel- oder atmungsbedingt
Bandscheibe: Faserknorpelscheibe zwischen den Wirbelkörpern
Bicepssehne: Ursprungssehne des M. biceps brachii am oberen Pol der Schultergelenkspfanne
Bindegewebe: Füllgewebe aus Bindegewebszellen und Interzellularsubstanz
Blockierung: Gelenksperre, z. B. bei freien Gelenkkörpern, Meniskusrissen
Brace: Stütze, Bandage
bradytroph: verlangsamter, herabgesetzter Stoffwechsel
Bursitis olecrani: Schleimbeutelentzündung am Ellenbogen
Bursitis praepatellaris: Schleimbeutelentzündung am Knie
cervicothoracal: zwischen Übergang von Halswirbelsäule in Brustwirbelsäule
chondrale Ossifikation: Knochenbildung durch Verknöcherung einer knorpeligen Vorstufe
Chondromalaxie: Knorpelerweichung
Chondromatose: Erkrankung der Gelenkschleimhaut mit Entstehung von knorpeligen Gelenkkörpern
Chondronekrose: Knorpelzerstörung, lokaler Gewebstod durch verschiedene Ursachen
Chondrose: degenerative Knorpelerkrankung
Chondrozyt: Knorpelzelle, die Knorpelgrundsubstanz bildet
Chronifizierung: Umwandlung einer akuten Erkrankung in einen langsam schleichenden Verlauf
chronisch: langsam sich entwickelnd, von langer Dauer

coracoid: zum Rabenschnabelfortsatz gehörend (Processus coracoideus)

CPK: Creatinphosphorkinase, Enzym beim Muskelstoffwechsel, diagnostisches Leitenzym bei Muskelerkrankungen

Dämpfung: Abnahme einer Schwingungsamplitude infolge Energieverlust durch Reibung, Absorption u. a.

Defektheilung: Wiedererlangen eines Gesundheitszustandes mit Fortbestehen organischer oder funktioneller Schäden

Degeneration: Normabweichung zu minderwertigen Gewebe mit typischen strukturellen Veränderungen

detonisieren: die Muskelspannung herabsetzen

Diaphyse: Mittelstück, Schaft eines Röhrenknochens

Diskus: kreisförmige Faserknorpelscheibe

Dispositionsfaktoren: ererbte oder erworbene Ursachen für eine bestimmte Anfälligkeit des Organismus

distal: von der Körpermitte entfernt

Distorsion: Verdrehung, Verzerrung, Verstauchung durch Drehung bedingte geschlossene Gelenkverletzung

Diuretika: harntreibende Mittel

Doping: Leistungsteigerung durch stimulierende Mittel

Dornfortsatz: vom Wirbelbogen abgehender knöcherner Ansatz für Bänder und Muskeln

Dualphotonenabsorptiometrie: Meßverfahren zur Bestimmung der Knochendichte

Dysbalance: Ungleichgewicht zwischen verschiedenen Muskeln, Muskelgruppen

Dysplasie: Fehlbildung, Fehlgestaltung bei gestörter Gewebs- oder Organentwicklung

Dystrophie: Störung und Veränderung von Organen oder Körperteilen durch Mangel oder Fehlernährung

eingelenkige Muskeln: Muskeln, die nur ein Gelenk überspannen

Eiweiß: Proteine, aus Aminosäuren zusammengesetzte Naturstoffe

Elastizität: Eigenschaft, durch Dehnung, Druck nur vorübergehende Verformung und Rückkehr in den ursprünglichen Zustand

Elastizitätsmodul: physikalische Größe, die die elastische Dehnung eines Körpers oder Stoffes bestimmt

Elektrolyte: Substanzen, die in wäßriger Lösung in Kationen und Anionen zerfallen

Elektrotherapie: Teilgebiet der Physikalischen Medizin, Anwendung von Elektrizität

Embolie: Verschluß eines Blutgefäßes durch ein Blutgerinnsel

endogen: aus innerer Ursache, anlagebedingt

Enzyme: Eiweiße, die Stoffwechselvorgänge ermöglichen und regeln

Epicondylitis radialis: Reizzustand am radialen Oberarmepicondylus, „Tennisarm"

Epicondylitis ulnaris: Reizzustand am ulnaren Oberarmepicondylus, „Werferellenbogen"

Epidemiologie: Lehre von den epidemischen Erkrankungen, von der Häufigkeit und vom Vorkommen von Krankheiten

Epilepsie: Anfallsleiden

Epiphyse: Gelenkenden eines Röhrenknochens

Ergometer: Gerät zur Messung der körperlichen Leistung

Erythrozyt: rotes Blutkörperchen, transportiert Sauerstoff mittels Hämoglobin

Exercise-Belastung: Dauerübungsbelastung, Trainingsbelastung

exogen: durch äußere Ursachen

exzentrische Belastung: Belastung eines Körpers außerhalb des Mittelpunkts, mit hohen Druck- und Zugspannungen verbunden

Fascie: bindegewebige Muskelhülle

Fascienspaltung: Durchtrennung einer Muskelhülle

Faserknorpel: Knorpelgewebe mit hohen Anteil von Kollagenfasern

Femur: Oberschenkelknochen

Femurcondylen: das Knie mitbildende Gelenkknochen des Femurs

Femuropatellargelenk: Gelenk zwischen Kniescheibe und Femurcondylen

Fettkörper, Hoffafettkörper: Fettgewebe zwischen Schienbeinkopf und Patellarsehne im vorderen Anteil des Kniegelenkes

Fettstoffwechselstörung: Störung des Fettabbaus und der Fettbiosynthese, führt zur Blutverfettung und Organschädigung

Fibrillation: Muskelzuckungen

Fibrillen: Fasern in mikroskopischer Größenordnung

Fibrin: Blutfaserstoff, der bei der Blutgerinnung entsteht

Fibrinkleber: industriell hergestellter, in der Medizin verwendeter Klebstoff auf Basis des Fibrins

Fibroblast: Bindegewebszelle, die Bindegewebsgrundsubstanz bildet

Fibrom: gutartige Geschwulst aus Bindegewebe

fibröse Dysplasie: Gewebsfehlbildung mit Zunahme von Bindegewebe

fibrovaskulär: zum Gefäßbindegewebe gehörig
Fibula: Wadenbein
fibularer Kapsel-Band-Apparat: Außenbänder des oberen Sprunggelenkes
Fissur: Spalte, Furche, Einschnitt
Fragment: Bruchstück
frühfunktionell: frühe Wiederaufnahme der Funktion
FT-Fasern: „fast twitch"-Fasern, schnelle Muskelfasern
FTG-Fasern: schnelle Muskelfasern, glycolytisch (anaerob arbeitend)
FTO-Fasern: schnelle Muskelfasern (aerob arbeitend)
Fußballerleiste: Reizuzustand der Muskelansätze der Hüftadduktoren
Fußdeformität: angeborene oder erworbene Fußfehlformen wie Klumpfuß, Spreizfuß u. a.
Gefäßeinsprossung: Einwachsen von Gefäßen im Rahmen der Narbenbildung und anderen reparativen Vorgängen
Gelenkerguß: vermehrte Flüssigkeitsabsonderung in einem Gelenk
Gelenkinfektion: Entzündung eines Gelenkes
Gelenkstabilisatoren: Gelenkbänder und Menisken (= passiv), Muskeln und Sehnen (= aktiv)
Gelenktoilette: operative Glättung von Gelenkflächen, Entfernung geschädigter Gelenkstrukturen
Gerinnung: Erstarren des flüssigen Blutes, Schutz gegen Blutverluste
Gicht: Stoffwechselkrankheit mit Ablagerung von Harnsäurekristallen in Gelenken
giving way: Wegknicken, subjektives Instabilitätsgefühl
Gleitsehnen: Sehnen, die auf einem Widerlager aufliegen und auch auf Druck beansprucht werden
Glukosamin: Aminozucker, Baustein der Proteoglycane
Glutäalmuskulatur: Gesäßmuskulatur
Golgi-Körperchen: Nervenrezeptor u. a. in Sehnen vorkommend (Sehnenspindel)
GOT: Leberenzym, auch bei Muskelerkrankungen erhöht
GPT: Leberenzym, bei Herzinfarkt, bei Muskelerkrankungen erhöht
Gracilissyndrom: Reizzustand am Sehnenansatz des M. gracilis am unteren Schambeinast
Grünholzfraktur: unvollständiger Knochenbruch bei Jugendlichen
habituell: gewohnheitsmäßig, wiederholt auftretend

Halbwertszeit: Zeitraum, in dem Substanzen bis auf die Hälfte der Ursprungsmenge vermindert werden, durch Ausscheidung, Stoffwechsel u. a.
Hämatom: Bluterguß
Hautrezeptoren: in der Unterhaut gelegene Rezeptoren für die Hautsinne
Hernie: Bruch, Verlagerung von Organen in einen Bruchsack
Histologie: Lehre vom Feinbau der Körpergewebe
Hormon: Signalstoff, Botenstoff, in Hormondrüsen gebildet
Hüftabduktoren: abspreizende Hüftmuskulatur
Hüftkopfnekrose: umschriebener Untergang von Knochengewebe des Hüftkopfs bei örtlichen Durchblutungsstörungen nach Entzündung oder Verletzung
hydrostatischer Druck: Flüssigkeitdruck
Hydroxyprolin: Aminosäure, Bestandteil des Kollagens
Hypermobilität: lokalisierte oder generalisierte Überbeweglichkeit von gelenkigen Verbindungen
Hypertrophie: Größenzunahme durch Zellvergrößerung (Zahl und Struktur unverändert)
Immobilisation: Ruhigstellung des Körpers oder von Körperteilen
Indifferenzbereich: Neutralbereich, Gewebsbereich mit wenig differenzierten Strukturen
Infektion: Eindringen von Mikroorganismen, deren Ausbreitung und dadurch ausgelöste Krankheit
Infiltration: Einbringen von Substanzen durch Injektion
inkomplett: unvollständig
Inkongruenz: Deckungsungleichheit
Insertionstendopathie: Sehnenansatzschädigung oder -reizzustand
Interspinalligamente: Bänder zwischen den Dornfortsätzen
Invalidität: dauerhafte körperliche Behinderung
Inzidenz: Anzahl von Neuerkrankungen in einer Zeiteinheit
Inzision: chirurgisches Einschneiden oder Eröffnen mit einem Instrument
Iontophorese: Einführen von ionisierten Wirkstoffen durch die Haut in den Körper in einem Stromfeld
irreversibel: nicht rückgängig zu machen
ischiocrurale Muskulatur: vom Tuber ischiadicum zum proximalen Unterschenkel ziehen-

de Muskulatur des Mm. biceps femoris, semitendinosus und semimembranosus

isokinetisch: gleichbleibende Bewegungsgeschwindigkeit

isometrisch: gleichbleibende Länge

Kallus: nach einem Knochenbruch oder Knochendurchtrennung gebildete neue Knochengewebe

Kapsel-Band-Rezeptoren: in Kapsel und Bandapparat liegende Sinnesorgane, die auf spezifische Reize wie Druck oder Zug ansprechen

Katabolismus: Abbaustoffwechsel

Katarrh: Schleimhautentzündung mit vermehrter Sekretbildung

Kathode: negativ geladene Elektrode

Kausalhistogenese: Entstehung von spezifischen Gewebe durch mechanische Einflüsse

Kernspintomographie: bildgebendes Untersuchungsverfahren, basiert auf magnetischer Kernresonanz und den dabei ausgelösten Hochfrequenzwellen

Knochenmatrix: Knochenkittsubstanz, die aus Mukopolysaccarid-Proteinkomplex und Knocheneiweiß besteht

Knochenstoffwechsel: An- und Abbau von Knochengewebe

Knochentransformation: Umbau, Umwandlung von Knochengewebe

Knochentransplantation: Verpflanzung von eigenen oder fremden Knochengewebe

Knochentumoren: gut- oder bösartige Knochengeschwülste

Knorpelmatrix: Knorpelgrundsubstanz, bestehend aus Mukopolysacchariden, Eiweiß, Zucker, Elektrolyten und Kollagenbausteinen

Knorpelshaving: oberflächiges Abtragen von schadhaftem oder zerstörten Knorpel

Kofaktor: mitauslösender Faktor bei der Entstehung von Erkrankungen

Kollagen: Gerüsteiweißkörper, extrazelluläres Hauptprotein des Körpers

Kollateralband: Seitenband

Kompacta: feste Knochensubstanz

Kompartmentsyndrom: Raumenge in einem allseits von straffen Fasciengewebe umschlossenem Raum mit Anstieg des örtlichen Gewebsdrucks und resultierender Muskel-, Gefäß- und Nervenkompression

Konsolidierung: Verfestigung

Kontraktilität: Gewebsstrukturen mit der Fähigkeit des Zusammenziehens (Kontraktion)

Kontrazeptiva: Empfängnisverhütungsmittel

Kontusion: Prellung

konzentrisch: Muskelkontraktion mit Verkürzung des Muskels

Koordination: geordnetes Zusammenspiel von verschiedenen Muskelgruppen bei Bewegung und aufrechter Körperhaltung

Korbhenkelriß: Längsriß eines Kniegelenksmeniskus mit Bildung eines beweglichen Henkels

Korticalis: Knochenrinde

Kraftmoment: Produkt aus Kraft und ihrem Abstand vom Drehpunkt

Krampf: anfallartige, schmerzhafte Muskelkontraktion bei Übermüdung, Durchblutungsstörung und anderen Ursachen

Kreatin(phospho)kinase: Enzym beim Muskelstoffwechsel, diagnostisches Leitenzym bei Muskelerkrankungen

Kreuzbänder: sich überkreuzende Bänder im Inneren des Kniegelenks

Kreuzbandplastik: Ersatz bei gerissenen Kreuzbändern

Kriecheffekt: plastische Nachwirkung, allmähliche Rückkehr in die Länge nach Dehnung kollagenen Materials

Kyphose: rückwärtsgerichtete Krümmung der Wirbelsäule

Lactat: Salz der Milchsäure, Maß für die anaerobe Muskelarbeit

lateral: seitlich

Laxität: objektiv meßbare Instabilität

Ligamente: Bänder

Ligamentum fibulocalcaneare: mittlere Komponente des Außenbandes am oberen Sprunggelenk

Ligamentum patellae: Kniescheibenband oder Patellarsehne

Ligamentum talofibulare anterius: vordere Komponente des Außenbandes am Sprunggelenk

Lumbalsyndrom: Krankheitsbild mit Kreuz-/Rückenschmerzen und weiteren Krankheitszeichen, durch verschiedene Ursachen ausgelöst

Luxation: Verrenkung

Luxationsfraktur: Knochenbruch bei gleichzeitiger Verrenkung

Lymphdrainagen: Therapiemaßnahme, bei der die Lymphbahnen zur Entstauung ausgestrichen werden

M. biceps brachii: zweiköpfiger Oberarmmuskel – Ursprung: Schultergelenkspfanne und Rabenschnabelfortsatz, Ansatz: Speiche

M. biceps femoris: zweiköpfiger Oberschenkelmuskel – Ursprung: Sitzbeinhöcker, Ansatz: Wadenbeinköpfchen

M. coracobrachialis: Rabenschnabelfortsatz-Oberarmmuskel – Ursprung: Rabenschnabelfortsatz, Ansatz: Humerusschaft

M. deltoideus: Deltamuskel – Ursprung: Schlüsselbein, Acromion, Schulterblatt, Ansatz: Oberarmrauhigkeit

M. flexor digitorum profundus: tiefe Fingerbeuger – Ursprung: Elle, Ansatz: Endglieder der Finger 2 bis 5

M. flexor digitorum superficialis: oberflächlicher Fingerbeuger – Ursprung: Epicondylus ulnaris, Ulna und Radius, Ansatz: Mittelglieder der Finger 2 bis 5

M. gastrocnemius: bauchiger Wadenmuskel – Ursprung: Condylen der Oberschenkelrückseite, Ansatz: mit Achillessehne am Fersenbein

M. gracilis: grazieler Muskel – Ursprung: unterer Schambeinast, Ansatz: Schienbeinkopf

M. peronaeus brevis: kurzer Wadenbeinmuskel – Ursprung: Wadenbein, Ansatz: lateraler Ansatz fünfter Mittelfußknochen

M. quadriceps femoris: vierköpfiger Oberschenkelmuskel bestehend aus M. rectus femoris, M. vastus lateralis, medialis und intermedius – Ansatz über Patellarsehne an der Tuberositas tibiae

M. rectus femoris: gerader Oberschenkelmuskel – Ursprung: vorderer unterer Darmbeinstachel, Ansatz: Patellarsehne

M. semitendinosus: halbsehniger Muskel – Ursprung: Sitzbeinhöcker, Ansatz: Pes anserinus am Schienbeinkopf

M. sartorius: Schneidermuskel – Ursprung: vorderer oberer Darmbeinstachel, Ansatz: Pes anserinus am Schienbeinkopf

M. soleus: Schollenmuskel – Ursprung: Wadenbein und Schienbeinrückseite, Ansatz: über Achillessehne am Fersenbein

M. subscapularis: Unterschulterblattmuskel – Ursprung: Schulterblattunterseite, Ansatz: kleiner Oberarmhöcker

M. supraspinatus: Obergrätenmuskel – Ursprung: Schulterblatt, Ansatz: großer Oberarmhöcker

M. tibialis anterior: vorderer Schienbeinmuskel – Ursprung: laterale Schienbeinseite, Ansatz: erster Mittelfußknochen

M. tibialis posterior: hinterer Schienbeinmuskel – Ursprung: Schienbein, Wadenbein und bindegewebige Membran, Ansatz: Kahnbein des Fußes

M. trapezius: Trapezmuskel – Ursprung: Dornfortsätze, Hals- und Brustwirbelsäule, Ansatz: Schlüsselbein, Acromion, Schulterblatt

M. triceps surae: dreiköpfiger Wadenmuskel bestehend aus M. gastrocnemius Caput mediale, Caput laterale und M. soleus, Ansatz: über Achillessehne am Fersenbein

M. vastus intermedius: mittlerer Schenkelmuskel – Ursprung: Femurschaft umgreifend, Ansatz: Quadricepssehne

M. vastus lateralis: äußerer Schenkelmuskel – Ursprung: Außenseite des Oberschenkels und großer Rollhügel, Ansatz: Quadricepssehne, Patellarsehne

M. vastus medialis: innerer Schenkelmuskel – Ursprung: Innenseite des Oberschenkels, Ansatz: Quadricepssehne, Patellarsehne

Magnetfeldtherapie: Stimulation des Knochenwachstums in einem Magnetfeld

Makrozirkulation: Blutkreislauf in den größeren Blutgefäßen

Massenträgheitsmoment: Produkt aus Masse eines Körpers und Abstandsquadrat zur Drehachse

Mechanorezeptoren: sensible Sinnesorgane, die durch mechanische Reize erregt werden

medial: näher zur Mitte

Meniskus: halbmondförmige Faserknorpelscheibe des Kniegelenkes

Meniskushinterhorn: hinterer Anteil des Kniegelenksmeniskus

Meniskussymptome: objektive und subjektive Zeichen für eine Meniskusverletzung, einen Meniskusschaden

Mesenchym: embryonales Bindegewebe

Metaphyse: Abschnitt zwischen Dia- und Epiphyse an langen Röhrenknochen

Metatarsale: Mittelfußknochen

Mikroverletzung: nicht sichtbare, nicht wahrnehmbare Verletzung

Mitochrondrien: Zellorganellen, die der Energiegewinnung dienen

Mobilisation, Mobilisierung: wieder beweglich machen der Gelenke oder Wirbelsäule durch aktive oder passive Maßnahmen

Morbus SUDECK: in drei Stadien ablaufende reaktive Weichteil- und Knochenveränderung nach Verletzungen, Entzündungen und anderen Schädigungen an den Extremitätenenden

Morphologie: Lehre vom Bau und der Gestalt des Körpers

Motoneuron: motorische Nervenzelle im Vorderhorn des Rückenmarks mit zugehörigen Nervenfasern

motorische Einheit: Funktionseinheit aus Motoneuron und den von ihm innervierten Muskelfasern

Mukopolysaccaride: hochmolekulare Eiweiß-Zucker-Verbindungen

Muskelloge: von Muskelfascien gebildeter Raum eines Muskels

Muskelspasmus: Verkrampfung, Krampf, langsam oder sich rhythmisch wiederholende Muskelkontraktion

Muskelspindel: sensibles Rezeptororgan des Muskels, das Längenänderungen registriert

Muskeltonus: Spannungzustand des Muskels

multidirektional: in mehreren Ebenen

Myofibrillen: mikroskopisch erkennbare Grundelemente der Muskelzelle aus Eiweiß

Myofilamente: elektronenmikroskopisch erkennbare Myosin- und Actinfäden

Myosin: Eiweißkörper der Muskelfaser

Myositis: Entzündung des Muskelbindegewebes mit späterer Beteiligung der Muskelfaser

Myositis ossificans: Muskelentzündung mit lokaler Kalkeinlagerung oder Knochenbildung

N. axillaris: Nervus axillaris, durch die Achsellücke ziehend, innerviert den Deltamuskel und versorgt sensibel die darüber liegende Haut

narbige Umwandlung: Phase im Rahmen der Wundheilung, in der Bindegewebe mit kollagenen Fasern entsteht und Blutgefäße einsprossen

Nekrose: lokaler Gewebstod als Folge einer Schädigung vielfältiger Ursache

Nervenendigung: Ende einer Nervenfaser auf der zuführenden oder herausführenden Seite

Nervenrezeptor: Empfindungsorgan auf der zuführenden Seite, freie Enden oder komplexe Rezeptoren wie Tastkörperchen

neuromotorisch: Nerven und Muskel und deren Zusammenspiel betreffend

Neurophysiologie: Lehre von den Funktionsweisen des Nervensystems

Nosologie: systematische Beschreibung und Lehre von den Krankheiten

Ödem: umschriebene oder diffuse Flüssigkeitsansammlung im Gewebe

Olecranon: Ellenbogenfortsatz, Ansatz der Sehne des Oberarmstreckmuskels

Orthese: orthopädische Prothese, Schiene, Mieder zur Korrektur und zur Stütze

Os ischii: Sitzbein

Os pisiforme: Erbsenbein

Osteoblasten: Knochenzellen, die den Knochen aufbauen

osteochondral: den Knorpel und den darunterliegenden Knochen betreffend

Osteochondrom: gutartiger Knochentumor

Osteochondrose: Aufbrauch und Abnutzung der Bandscheiben mit Reaktion der Deck- und Grundplatten der Wirbelkörper

Osteochondrosis dissecans: degenerative Knochenknorpelveränderung in einem Gelenk, kann zu einem freien Gelenkkörper führen

Osteoid: von Osteoblasten gebildete Knochengrundsubstanz

Osteoklasten: Knochenfreßzellen, Riesenzellen, die Knochen abbauen

Osteomyelitis: Entzündung des Knochengewebes

Osteophyten: umschriebener Knochensporn, Knochenspange

Osteoporose: Knochenerkrankung mit Verminderung von Knochengewebe

Osteosynthese: operative Verbindung von Knochenfragmenten durch Implantate

Osteotomie: operative Knochendurchtrennung

Osteozyten: im Knochen ruhende Zelle

Paradigma: Musterbeispiel

Paratendinitis, Peritendinitis: Entzündung des Sehnengleitgewebes

Parathormon: Hormon der Nebenschilddrüsen, steuert Knochenstoffwechsel und Calciumgehalt des Blutes

Pars intermedia: Mittellappen

partielle Ruptur: Teilriß

Patella: Kniescheibe

Patellarsehne (Lig. patellae): Kniescheibensehne

Patellaspitzensyndrom: Reizzustand des Patellarsehnenansatzes

Pathogenese: Entstehung und Entwicklung einer Krankheit

Pathologie: Lehre von den krankhaften Veränderungen des Körpers

Periost: bindegewebige Knochenhaut

Pes anserinus: gemeinsame Sehnenplatte der Semitendinosus-, Gracilis- und Sartoriussehne am Schienbeinkopf

Physiologie: Lehre von den normalen Funktionen des Körpers und der Organe

Physiotherapie: physikalische Therapie einschließlich Bewegungs- und Ergotherapie

Piezoelektrizität: elektrische Polarisation bei Verformung von Kristallen

Plastik: plastischer operativer Eingriff
Polypragmasie: Vielfalt praktischer Anwendung
posttraumatisch: als Folge eines Unfalls, einer Verletzung
Präarthrose: Gelenkveränderung, die zu einem frühzeitigen Gelenkverschleiß führen kann, z. B. fehlverheilte Gelenkfraktur
Prävalenz: Anzahl von vorliegenden Erkrankungen in einer Bevölkerungsgruppe zu einem bestimmten Zeitpunkt
Prävention: Vorbeugungsmaßnahmen zur Verhinderung von Krankheiten oder Unfällen
primär: ursprünglich, unmittelbar entstanden
Primärprävention: Krankheitsverhinderung durch Ausschaltung krankheitsfördernder Faktoren
Processus styloideus: Griffelfortsatz am unteren Ellenbogen
Proliferation: Gewebswucherung
Prophylaxe: Vorbeugung zur Verhütung von Krankheiten
Propriozeption: Körperempfindung
Protein: Körpereiweiß
Proteoglykane: makromolekulare Zucker-Eiweiß-Verbindungen
Proteolyse: Eiweißabbau durch Enzyme
proximal: näher zum Körper
Pseudarthrose: Falschgelenk, z. B. nach fehlender knöcherner Konsolidierung einer Fraktur
Punktion: Einführen einer Kanüle in einen Hohlraum oder ein Organ zur Entnahme von Flüssigkeit oder einer Gewebsprobe
Quadriceps: siehe M. quadriceps femoris
Quadricepssehne: gemeinsame Sehne der vier Köpfe des M. quadriceps femoris
Radioulnargelenk: oberes und unteres Speichen-/Ellengelenk
Radius: Speiche
Randwülste: reaktive Knochenanlagerungen
Refixation: Zusammenfügung und Befestigung z. B. eines ausgerissenen Knochenstücks
Reflex: automatische Antwort eines Organs, z. B. eines Muskels, auf einen Reiz; durch das Nervensystem vermittelt
Regenerat: Wiederbildung geschädigter, verletzter Gewebs- oder Körperteile
Rehabilitation: Wiedereingliederung sozial, geistig, psychisch oder körperlich behinderter Personen in das Berufs- und Privatleben
Reizerguß: Flüssigkeitsanlagerung in einem Gelenk aufgrund einer nicht näher definierten Ursache

Relaxation: Entspannung, Erschlaffung
Reposition: Wiederherstellung der normalen Lage von Organteilen, z. B. der Fragmente bei einer Fraktur
Resektion: operative Entfernung von Gewebs- oder Organteilen
reversibel: umkehrbar
rezidivierend: wiederkehrend, wiederauftretend
rigide: starr, steif
roborierend: kräftigend, stärkend
Röntgenaufnahmen, gehaltene: Dokumentation der Fehlstellung oder Instabilität durch manuelles Aufklappen oder in speziellen apparativen Vorrichtungen
Röntgenreizbestrahlung: Strahlenbehandlung mit niedriger Röntgendosis, z. B. bei Entzündungen, Knochenneubildungen
Röntgenschichtaufnahme: Aufnahme nur einer Schicht eines Objektes durch spezielle Aufnahmetechnik
Rotatorenmanschette: Muskelmanschette des Schultergelenkes bestehend aus M. subscapularis, M. supraspinatus, M. infraspinatus und M. teres minor
Rouxsches Gesetz: Gewebe mit mechanischer Funktion werden in ihrer Entwicklung und Differenzierung durch mechanische Faktoren gesteuert
Rumpfmuskulatur: Muskulatur des Körperstammes ohne Extremitäten, Kopf und Hals
Sagittalebene: Seitebene
Salutogenese: Lehre von der Entstehung der Gesundheit (Gegensatz: Pathogenese)
Sarkomer: Grundeinheit der Muskelfibrille zwischen den verbindenden Z-Streifen
Schmerzrezeptor: auf Schmerzreize reagierende freie Nervenendigung
Schmerzschwelle: geringster Reiz, der gerade noch einen Schmerz auslöst
Schnellender Finger: Streckhemmung bei Sehnenscheidenverengung, die durch deutliches Schnappen zu überwinden ist
Schubladentest: Test auf abnorme Verschieblichkeit des Schienbeins am Knie oder des Fußes im Sprunggelenk
Score: Bewertungsziffer
Sehnenruptur: Sehnenriß
Seitenband: Gelenkseitenband, meist an Scharniergelenken
Sektion: Leicheneröffnung
sekundär: nachfolgend abhängig, in Folge entstanden

Sensorium: Bewußtsein, alle Nervenstrukturen, die der Aufnahme und Verarbeitung von Informationen aus der Außenwelt dienen

SHARPEYsche Fasern: von Sehnen und Periost in die Knochenrinde einstrahlende Kollagenfasern

shin-splint: Überlastungsschmerz an den Schienbeinkanten vielfältiger Ursache

Skoliose: Verkrümmung der Wirbelsäule in der Frontalebene mit Fehlrotation

somatisch: körperlich

Sonographie: diagnostische Ultraschallanwendung

Spina iliaca anterior inferior: vorderer unterer Darmbeinstachel

Spina iliaca anterior superior: vorderer oberer Darmbeinstachel

spinal: zur Wirbelsäule, zum Rückenmark gehörend

Spondylolisthese: Wirbelgleiten – Abrutschen eines Wirbelkörpers nach vorne meist bei Spondylolyse

Spondylolyse: Spaltbildung im Wirbelbogen

Spongiosa: innere Knochenschicht mit Knochenbälkchen

Springer-Knie („jumpers-knee"): Patellaspitzensyndrom – Patellareizzustand an der Ansatzstelle der Patellarsehne am unteren Patellapol

ST- Fasern: „slow twitch", Typ-I-Muskelfasern

Statik: Lehre von der Krafteinwirkung auf starre, ruhende Körper

stenosans: einengend, verengend

Stereoidhormone: Sexualhormone (Östrogen, Gestagen, Androgen), Nebennierenrindenhormone (Cortisone)

stereotyp: wiederkehrende gleichförmige Bewegung

Sternoclaviculargelenk: Gelenk zwischen Brust- und Schlüsselbein

Stoßwellentherapie: therapeutische Anwendung von elektromagnetischen Wellen zur Behandlung verschiedener Erkrankung wie Nieren-/Gallensteine, Kalkablagerungen, Pseudarthrosen

Streßfraktur: schleichende Fraktur des Knochens bei Überlastung

Stretching: Dehnen, Muskeldehnen

strukturell: an Strukturen gebunden, Gegensatz zu funktionell

Stulpengips: spezieller Unterschenkelgips mit Einschluß des Schienbeinkopfes und der Kniescheibe zur funktionellen Behandlung bei Unterschenkelfrakturen

subchondral: Knochenzone, die unter dem Knorpel liegt

Subluxation: unvollständige Verrenkung

Symptom: Zeichen, Krankheitszeichen

Synchronisierung: zeitliche Abstimmung von Vorgängen und Maßnahmen

Syndrom: Krankheitsbild mit gleichen Krankheitszeichen, das auf vielfältigen zum Teil unbekannten Ursachen beruht

synergistisch: zusammenwirkend, sich gegenseitig fördernd

Synovia: Gelenkflüssigkeit

Synovialis: Gelenkschleimhaut

Synovitis: Entzündung der Gelenkschleimhaut

Szintigraphie: bildliche Darstellung eines Organs nach Einbringen von radioaktiven Präparaten

Tagesrhythmik: 24-Stunden-Rhythmus, Steuerung biologischer Funktionen durch das vegetative Nervensystem

Talusrolle: oberer Gelenkteil des Sprungbeins

Tendinitis: Sehnenentzündung

Tendinitis crepitans: knarrende Sehnenentzündung

Tendinose: degenerative Entzündung der Sehnen und des umgebenen Bindegewebes

Tendinosis calcarea: degenerative Erkrankung der Sehnen und des Bindegewebes mit Ablagerung von Verkalkungen

Tendovaginitis: Sehnenscheidenentzündung

Tennisellenbogen: Reizzustand des Sehnenansatzes des Epicondylus radialis

Tetanus: tetanische, asynchrone Muskelkontraktion

Therapie: Behandlung

Therapieresistenz: Nicht-Ansprechen einer Krankheit auf eine Behandlung

Thrombose: Bildung eines Blutgerinnsels im Kreislaufsystem

Tibia: Schienbein

Tibiakantensyndrom: Reizzustand der vorderen oder inneren Tibiakante bei Überlastung

toxisch: giftig

Tractus iliotibialis: bindegewebiges Band zwischen Darmbeinkamm und Schienbeinkopf

Trajektorien: Spannungslinien von Druck- und Zugbelastung

Transaminasen: Enzyme, siehe GOT, GPT

Transitstrecke: Austauschstrecke

Transplantation: Verpflanzung lebender Gewebe oder Gewebsteile

Trauma: Wunde, Verletzung
Tricepssehne: Sehne des M. triceps brachii, Sehne des M. triceps surae
Tuberculum majus: großer Oberarmhöcker
Tuberositas tibiae: Knochenhöcker am vorderen Schienbeinkopf, Ansatz der Patellasehne
überschwellig: Reiz, der einen Schwellenwert übersteigt
Ulcus: Geschwür, Defekt mit Substanzverlust
Ulzeration: Bildung eines Geschwürs
Umstellungsosteotomie: operative Knochendurchtrennung zur Veränderung der Gelenk- bzw. Skelettachsen
unhappy triad: Dreifachverletzung bei einem Kniegelenkstrauma mit Beteiligung des medialen Seitenbandes, Innenmeniskus und des vorderen Kreuzbandes
UV-Strahlen: Ultraviolettstrahlen – Melanozytenstimulierung, Vitamin-D-Synthese
Varicose: Krampfaderbildung
vaskulär: die Blutgefäße betreffend
Vaskularisation: Blutgefäßreichtum, Gefäßneubildung
vegetatives Nervensystem: autonomes, automatisches unwillkürliches Nervensystem bestehend aus Sympathikus und Parasympathikus
venöse Stauung: gestörter Blutrückstrom aus den peripheren Venen
Verkalkung: Ablagerung von Kalksalzen in Gewebe
Viskoelastizität: komplexe Elastizität biologischer Materialien

Vitamin: lebensnotwendiger Nahrungsbestandteil, stoffwechselnotwendige Wirkstoffe
Vitamin C: Ascorbinsäure – Gefäßschutzstoff, Wirkstoff bei wichtigen Stoffwechselreaktionen, Atmungskette
Vitamin D: Calciferol – unterstützt Knochenbildung und Knochenstoffwechsel
Vitamin E: Tocoferol – Antioxidationsmittel, Stabilisierung biologischer Membranen, unterstützt Funktionen der Keimdrüsen, des Nervensystems und der Muskulatur
Vorderhornzelle: motorische Nervenzelle im Vorderhorn des Rückenmarks
Werferellenbogen: Reizzustand des Sehnenansatzes der Beugemuskulatur, auch Epicondylitis ulnaris
WHO: World Health Organization – Weltgesundheitsorganisation
Widerstandsmoment: bestimmt mit der äußeren Belastung die für die mechanische Beanspruchung maßgebenden Biegespannungen in einem Material
Z-Streifen: Begrenzung, Verbindung von Sarkomeren
Zellorganellen: charakteristische Strukturen innerhalb der Zelle
zirkadian: 24stündiger Rhythmus
ZNS: Zentralnervensystem
Zugsehnen: freilaufende, nicht über eine Auflage gleitende Sehnen (vergleiche Gleitsehnen)
zweigelenkige Muskeln: Muskeln, die über zwei Gelenke hinweg verlaufen
Zyste: flüssigkeitsgefüllter Hohlraum

7 Verzeichnis der Abbildungen und Tabellen

Abb. 1: Determinanten von Gesundheit und Krankheit. S. 4
Abb. 2: Prozentualer Anteil von Erkrankungen und Unfällen in verschiedenen Altersgruppen. S. 5
Abb. 3: Aufteilung der 6,4 Millionen Schwerbehinderungen nach betroffenen Organsystemen. S. 6
Abb. 4: Unfälle mit Anteil an stationären Behandlungen und tödlichen Verletzungen in verschiedenen Risikobereichen. S. 7
Abb. 5: Sportverletzungen in verschiedenen Altersgruppen. S. 13
Abb. 6: Relative Verletzungsinzidenzen bei vergleichbaren Expositionszeiten – Einfluß von Sportarten und Leitungsniveau S. 14
Abb. 7: Verletzungsmuster im Freizeitsport, bei Sportstudierenden und beim Skilanglauf. S. 15
Abb. 8: Trend bei schweren Bänderverletzungen des Kniegelenks im alpinen Skisport 1973-1989. S. 15
Abb. 9: Röntgenbefund an der Wirbelsäule eines 12jährigen Mädchens ohne sportliche Belastung: keilförmge Wirbelkörperdeformierung und knotenförmige Deckplattenimpression (= juvenile Osteochondrose). S. 17
Abb. 10: Normalbefunde und Normabweichungen in Röntgenuntersuchungen der Wirbelsäule im Wachstumsalter. S. 18
Abb. 11: Typischer Aufbau eines Röhrenknochens am Beispiel des Femurs. S. 21
Abb. 12: Architektur des Knochens am Schenkelhals und Vergleich mit der Biegebeanspruchung eines Brückenauflegers. S. 23
Abb. 13: Der Calcium-Stoffwechsel beim Erwachsenen. S. 25
Abb. 14: Diaphysenquerschnitt des Femurs in verschiedenen Lebensaltern (5 Jahre, 30 Jahre, 60 Jahre). S. 26
Abb. 15: Osteodensiometrie des Schenkelhalses. Abnahme des Normbereiches mit zunehmendem Alter. Der Meßwert zeigt eine deutliche Osteoporose bei einer 40jährigen Frau S. 27
Abb. 16: Zentrische und exzentrische Beanspruchung des Knochens. Umwandlung von exzentrischer in zentrische Beanspruchung durch Muskelzuggurtung. S. 28
Abb. 17: Querschnitt eines Röhrenknochens und Widerstandsmoment. S. 29
Abb. 18: Streßreaktion/Streßfraktur des Sprungbeins bei einer 20jährigen Sprinterin. S. 42
Abb. 19: Frakturanteil bei Sportverletzungen in verschiedenen Altersgruppen. S. 45
Abb. 20: Frakturen in verschiedene Sportarten bei Sportstudierenden. Auswertung von 372 Frakturen. S. 45
Abb. 21: Differenzierung der Mesenchymzellen in Abhängigkeit von der jeweiligen Beanspruchung. S. 48
Abb. 22: Schematische Darstellung der am Gelenk beteiligten Strukturen. S. 55
Abb. 23: Talusrotation bei Dorsal- und Plantarflexion des Sprunggelenkes. S. 56

Verzeichnis der Abbildungen und Tabellen 143

Abb. 24: Hyaliner Gelenkknorpel mit Chondrozyten, Gelenkspalt und synovialer Schicht der Gelenkkapsel. S. 57
Abb. 25: Nervenrezeptoren in Gelenkkapsel und Meniskus des Kniegelenkes. S. 59
Abb. 26: Strukturelemente mit funktioneller Bedeutung für die Gelenkphysiologie. S. 61
Abb. 27: Prozentualer Anteil der Band/Gelenkverletzungen am Gesamtverletzungsspektrum in verschiedenen Sportdisziplinen. (Auswertung von 5296 Sportverletzungen bei Sportstudierenden.) S. 64
Abb. 28: Gehaltene Röntgenaufnahme des oberen Sprunggelenkes in der Frontalebene mit deutlich verstärkter Taluskippung. S. 67
Abb. 29: Luxation des Daumenendgelenkes bei einem Basketballspieler. S. 70
Abb. 30: Formen und Grade von Anlagefehlern der Kniescheibe: Patelladysplasie. S. 71
Abb. 31: Stadien der chronischen Knorpelschäden. S. 74
Abb. 32: Mögliche Rißformen am Meniskus des Kniegelenkes. S. 77
Abb. 33: Faktoren und Maßnahmen, die eine Arthrose auslösen. S. 82
Abb. 34: Epidemiologisch nachweisbare Risikofaktoren der Arthrose. S. 88
Abb. 35: Funktionseinheit des Muskels mit Aktin- und Myosinfilamenten begrenzt von Z-Streifen. S. 93
Abb. 36: Mechanisches Modell der Muskelfaser mit kontraktilem Element (CE), serienelastischem Element (SEE) und parallelelastischem Element (PEE) bei Relaxation und Kontraktion. S. 95
Abb. 37: Muskelkraft bei Verkürzung und Dehnung des Muskels während der Kontraktion. S. 96
Abb. 38: Muskelfaserriß mit Hämatom im M. triceps surae des Unterschenkels. Kernspintomographische Darstellung. S. 101
Abb. 39: Myositis ossificans im Bereich des M. vastus intermedius nach Kontusion. S. 104
Abb. 40: Isokinetisches Training auf einem Krafttrainingsgerät. S. 110
Abb. 41: Die lange Bicepssehne in ihrem Verlauf durch das Schultergelenk mit Ansatz am Oberrand der Gelenkpfanne. Arthroskopisches Bild. S. 117
Abb. 42: Spiralförmige Anordnung von Sehnenfasern und -fibrillen und Straffung unter Zugeinwirkung. S. 118
Abb. 43: Knöcherner Sehnenansatz. S. 119
Abb. 44: Kraft-Dehnungsverhalten der Sehne. S. 119
Abb. 45: Viskoelastische Eigenschaft der Sehne. Spannungsabnahme bei konstanter Länge und Dehnung bei konstant gehaltener Spannung. S. 120
Abb. 46: Zugfestigkeit von Sehnen und Abhängigkeit vom Alter. S. 121
Abb. 47: Konturveränderung des Oberarms bei Abriß der langen Bicepssehne. S. 125
Abb. 48: Anriß der Ansatzstelle der Peronaeus-brevis-Sehne an der Basis des 5. Mittelfußknochens. S. 127
Abb. 49: Verkalkung der Rotatorenmanschette der Schulter bei einer Tendinitis oder Tendinosis calcarea. S. 130

Tab. 1:	Gesundheitsdefinitionen	S. 2
Tab. 2:	Sportverletzung – Sportschaden.	S. 10
Tab. 3:	Risikofaktoren bei Sportverletzungen.	S. 12
Tab. 4:	Osteoblasten und Osteoklasten – Aktivierung und Hemmung.	S. 24
Tab. 5:	Leitlinien für konservative und operative Behandlung von Frakturen.	S. 34
Tab. 6:	Lokalisation und Sportarten bei Streßreaktionen und -frakturen.	S. 41
Tab. 7:	Zusammensetzung der synovialen Gelenkflüssigkeit bei verschiedenen Erkrankungen.	S. 58
Tab. 8:	Typen von Gelenkverletzungen.	S. 64
Tab. 9:	Sporttherapeutisches Behandlungsschema bei frühfunktioneller Therapie einer Knieinnenbandläsion.	S. 69
Tab. 10:	Beispiele für präarthrotische Deformitäten.	S. 87
Tab. 11:	Muskelverletzungen in verschiedenen Sportarten bei Sportstudierenden. Absolute Häufigkeit und relative Häufigkeiten, bezogen auf die Teilnehmerzahl. (Insgesamt 882 Verletzungen 1983-1993.)	S. 98
Tab. 12:	Ursachen von Muskelkrämpfen.	S. 99
Tab. 13:	Muskelfasertypen mit spezifischen Eigenschaften.	S. 107
Tab. 14:	Verschiedene Trainingsformen und ihre Auswirkungen.	S. 110
Tab. 15:	Muskelsteuerung durch Propriozeptoren.	S. 113
Tab. 16:	Typische Insertionstendinosen mit Lokalisation.	S. 128

8 Literaturverzeichnis

8.1 Literatur zu Kap. 1: Sport, Krankheit und Gesundheit des Bewegungssystems

BRUNS, J., KLIMA, H., LÜSSENHOP, St. (1994): Ätiopathogenetische Aspekte der Osteochondrosis dissecans der Femurkondylen. Sportverl.-Sportschad. **8**, 192-197.
BUNDESAMT FÜR STATISTIK (1994): Gesundheitswesen. Poeschel Verlag, Stuttgart.
BUNDESANSTALT FÜR ARBEITSSCHUTZ (1990): Unfallgeschehen in Heim und Freizeit. Von K. ZEIFANG, R. PFLEIDERER. Wirtschaftsverlag NW, Bremerhaven.
FRANKE, K. (1980): Traumatologie des Sports. Thieme Verlag, Stuttgart.
GLÄSER, H., HENKE, T., HENTER, A., DE MAREES, H., HECK, H. (1994): Dtsch. Z. Sportmed. **45**, 317-321.
GOERTZEN, M., STASKIEWICZ, B., SCHULITZ, K. P. (1993): Verletzungsprofil von Seniorensportlern in den Racketsportarten Squash und Tennis. Dtsch. Z. Sportmed. **44**, 96-102.
HESS, H. (1986): Sportverletzungen. Luitpold Werk, München.
HOLLMANN, W. (1993): Medizin – Sport – Neuland. Academia Verlag, St. Augustin.
HUK Verband (1985): Bedeutung und Charakteristik von Heim- und Freizeitunfällen. Von. K. PFUNDT. HUK, Köln.
JOHNSON, R. J., ETTINGER, C. F., SHEALY, J. E. (1993): Skier Injury trends – 1972-1990. In: JOHNSON, R. J.: Skiing Trauma and Safety. ASTM, Baltimore.
KANNUS, P., JOSZA, L. (1991): Histopathological changes preceding spontaneous rupture of a tendon. J. Bone and Joint Surg. **73-A**, 1507-1525.
KLEIN, J. (1993): Basketball. Dtsch. Z. Sportmed. **44**, 343-348.
KUPPIG, R., HEISEL, J. (1994): Fußballsport: Typische Verletzungsmuster in einer 7-Jahres-Analye. Dtsch. Z. Sportmed. **45**, 244-252.
MENKE, W., STERN, T. (1997): Typische Sportverletzungen, sportartspezifische Risiken und Vergleich mit anderen Unfallbereichen. VersMed **49**, 41-44.
PFEIFER, J. P., GAST, W., PFÖRRINGER, W. (1992): Traumatologie und Sportschaden im Basketballsport. Sportverl.-Sportschad. **6**, 91-100.
POLLÄHNE, W. (1992): Ergebnisse der Wirbelsäulenlängsschnittauswertungen bei Hochleistungsturnern und Hochleistungsschwimmern aus radiologischer Sicht. Dtsch. Z. Sportmed. **43**, 292-308.
VON SAAR, G. (1914): Die Sportverletzungen. Enke Verlag, Stuttgart.
STEINBRÜCK, K. (1987): Epidemiologie von Sportverletzungen. Sportverl.-Sportschad. **1**, 2-12.
WALLER, H. (1995): Gesundheitswissenschaft. Kohlhammer Verlag, Stuttgart.

8.2 Literatur zu Kap. 2: Knochen

ADLER, C. P. (1983): Knochenkrankheiten. Thieme Verlag, Stuttgart.
BURRI, C. (1982): Unfallchirurgie. Springer Verlag, Berlin.
GRAFF, K. H. (1993): Streßfrakturen – Streßreaktionen. In: WIRTH, C. J.: Praktische Orthopädie, Bd. 23. Thieme Verlag, Stuttgart.
HACKSTOCK, H. (1988): Funktionelle Schienenbehandlung von Frakturen. Orthopäde **17**, 41-51.
HENDERSON, R. C., KEMP, G. J., CAMPION, E. R. (1992): Residual bone-mineral density and muscle strength after fractures of the tibia or femur in children. J. Bone and Joint Surg. **74-A**, 211-218.

Jerosch, J. (1993): Funktionelles Kompartmentsyndrom in der Tibialis-anterior-Loge. In: Wirth, C. J: Praktische Orthopädie, Bd. 23. Thieme Verlag, Stuttgart.

Jundt, G. (1995). Pathologisch-anatomische Besonderheiten benigner Knochentumoren. Orthopäde 24, 441-445.

Kanis, J. A. (1995): Osteoporose. Blackwell Verlag, Berlin.

Krahl, H., Pieper, H. G., Quack, G. (1995): Die Knochenhypertrophie als Trainingseffekt. Orthopäde 24, 441-445.

Kunczik, T., Ringe, J. D. (1994): Osteoporose: eine Herausforderung für die Zukunft. Dtsch. Ärztebl. 91, 1126-1129.

von Laer, L. (1991): Frakturen und Luxationen im Wachstumsalter. Thieme Verlag, Stuttgart.

Lotz, J. V., Hayes, W. C. (1990): The use of quantitative computed tomography to estimate risk of fracture of the hip from falls. J. Bone and Joint Surg. 72-A, 689-700.

Machan, F. G. (1993): Funktionell bedingtes Kompartmentsyndrom. In: Wirth, C. J.: Praktische Orthopädie, Bd. 23.Thieme Verlag, Stuttgart.

Opaschowski, H. W. (1994): Neue Trends im Freizeitsport. Analysen und Prognosen. B. A. T. Freizeit-Forschungsinstitut, Hamburg.

Pauwels, F. (1965): Gesammelte Abhandlungen zur funktionellen Anatomie des Bewegungsapparates. Springer Verlag, Berlin.

Platen, P. (1995): Mobilität, Fitness und Osteoporoseentstehung. Körperliche Belastung und Knochenmasse. Dtsch. Z. Sportmed. 46, 48-56.

Sarmiento, A., Latta, L. L. (1981): Closed functional treatment of fractures. Springer, Berlin.

Schramm, W., Spannagl, M. (1993): Medikamentöse Thromboseprophylaxe. Orthopäde 22, 100-105.

Shwayhat, A. F., Linenger, J. M., Hofherr, L. K., et al. (1994): Profiles of exercise history and over-use injuries among united states navy, sea, air und land(seal) recruits. Am. J. Sports Med. 22, 835-840.

Sinaki, M., Mikkelsen, B. A. (1984): Postmenopausal spinal osteoporosis: flexion versus extension exercises. Arch. Phys. Med. Rehab. 65, 593-596.

Smillie, I. S. (1978): Injuries of the knee joint. Churchill Livingstone, Edinburgh.

Turner, C. J. (1991): Toward a cure for Osteoporosis: Reversal of excessive bone fragility. Osteoporosis Int. 2, 12-19.

Waldner, H., Steckmeier, B., Pfifer, K,. J. (1993): Die venöse Thrombose – Klinik und Diagnostik. Orthopäde 22, 121-123.

Wilson, E. S., Katz, F. N. (1969): Stress fractures. Radiology 92, 481-486.

8.3 Literatur zu Kap. 3: Gelenke

Buckwalter, J. A., Woo, S. L. Y., „ V. M. et al. (1993): Soft-tissue aging and musculoskeletal function. J. Bone and Joint Surg. 75-A, 1533-1548.

DeHaven, K. E. (1994): Meniskusentfernung versus Meniskusrefixation. Orthopäde 23, 133-136.

Droste, C. (1991): Körperliche Belastung, endogene Opiate und Schmerz. Der Schmerz 5, 138-147.

Francis, M. J. O. (1980): Kollagen. In: Witt, A. N.: Orthopädie in Praxis und Klinik, Bd.1. Thieme Verlag, Stuttgart.

Hackenbroch, M. H.(1980): Degenerative Gelenkerkrankungen. In: Witt, A. N.: Orthopädie in Praxis und Klinik, Bd. 4. Thieme Verlag, Stuttgart.

Hehne, H.J. (1983): Das Patellofemoralgelenk. Enke Verlag, Stuttgart.

Kapandji, I. A. (1985): Funktionelle Anatomie der Gelenke. Bd. 3: Untere Extremität. Enke Verlag, Stuttgart.

Kessler, M., Neef, P., Grupp, B., et al. (1993): Veränderungen des Schmerzerlebens durch Muskeltraining bei Rückenschmerzpatienten. Dtsch. Z. Sportmed. 44, 379-392.

KUMMER, B. (1980): Form und Funktion. In: WITT, A. N.: Orthopädie in Praxis und Klinik, Bd. 1. Thieme Verlag, Stuttgart.
MENKE, W., SCHMITZ, B., STEEGER, D. (1996): Untersuchungen zum femoropatellaren Schmerzsyndrom und zur femoropatellaren Dysplasie. Akt. Traumatol. 26, 48-50.
MESSNER-SOMMERLATH, K. (1994): Die Meniskusrefixation. Techniken, Langzeitergebnisse und Empfehlung zur individuellen Behandlung. Orthopäde 23, 137-142.
OUTERBRIDGE, R. E. (1961): The etiology of chondromalacia patellae. J. Bone and Joint Surg. 43-B, 752-757.
POND, M. J., NUKI, G. (1973): Experimentally induced osteoarthritis in the dog. Ann. rheum. Dis. 32, 387-388.
RADIN, E. L., PARKER, G. H., PUGH, J. W., et al. (1973): Response of joints to impact loading. Relationship between trabecular microfracture and cartilage degeneration. J. Biomech. 6, 51-57.
RENSTRÖM, P., THEIS, M. (1993): Die Biomechanik der Verletzungen der Sprunggelenkbänder. Sportverl.-Sportschad. 7, 29-35.
SALTER, R. B., SIMMONDS, D. F., MALCOLM, B. W., et al. (1980): The biological effect of continuous motion on the healing of full thickness defects in articular cartilage. An experimental investigation in the rabbit. J. Bone and Joint Surg. 62-A, 1232-1251.
SHAPIRO, F., KOIDE, S., GLIMCHER, M. J. (1993): Cell origin and differentiation in the repair of full-thickness defects of articular cartilage. J. Bone and Joint Surg. 75-A, 532-553.
SMILLIE, I. S. (1980): Diseases of the knee joint. Churchill Livingstone, Edinburgh.
WEISS, C. B., LUNDBERG, M., HAMBERG, P. (1989): Non-operative treatment of meniscal tears. J. Bone and Joint Surg. 71-A, 811-821.
WEISS, J. A., WOO, S. L. Y, OHLAND, K. J., et al. (1991): Evaluation of a new injury model to study collateral ligament healing: Primary repair versus nonoperative treatment. J. Orthop. Res. 9, 516-528.
WOO, S. L. Y, GOMEZ, M. A., SITES, T. J., et al. (1987): The biomechanical and morphological changes of the MCL following immobilization and remobilization. J. Bone and Joint Surg. 69-A, 1200-1211.
WOO, S. L. Y. (1993): Die Heilung des medialen Seitenbandes. Sportverl.-Sportschad. 7, 3-16.

8.4 Literatur zu Kap. 4: Muskeln

APPELL, H. J., STANG-VOSS, Ch. (1996): Funktionelle Anatomie. Springer Verlag, Berlin.
BADTKE, G. (1995): Lehrbuch der Sportmedizin. Barth Verlag, Heidelberg.
BÖNING, D. (1988): Muskelkater – Ursachen, Vorbeugung, Behandlung. Dtsch. Z. Sportmed. 39, 4-7.
DENOTH, J., STACOFF, A. (1991): Belastung und Beanspruchung der Muskulatur. Sportverl.-Sportschad. 5, 17-21.
FRIDEN, J., SJÖSTRÖM, M., EKBLOM, B. (1983): Myofibrillar damage following intense eccentric exercise in man. Int. J. Sports Med. 4, 170-176.
FUNG, Y. C. (1981): Biomechanics. Mechanical properties of living tissues. Springer Verlag, New York.
HETTINGER, T. (1983): Isometrisches Muskeltraining. Thieme Verlag, Stuttgart.
JANDA, V. (1976): Muskelfunktionsdiagnostik. Steinkopff Verlag, Dresden.
JEROSCH, J. (1993): Funktionelles Kompartmentsyndrom der Tibialis-anterior-Loge. In: WIRTH, C. J.: Praktische Orthopädie, Bd. 23. Thieme Verlag, Stuttgart.
KREJCI, V., KOCH, P. (1987): Muskelverletzungen und Tendopathien der Sportler. Thieme Verlag, Stuttgart.
MACHAN, F. G. (1993): Funktionell bedingtes Kompartmentsyndrom. In: WIRTH, C. J.: Praktische Orthopädie, Bd. 23. Thieme Verlag, Stuttgart.
MELLEROWICZ, H. (1993): Posttraumatischer Muskeldefekt und Muskelhernie. In: WIRTH, C. J.: Praktische Orthopädie, Bd. 23. Thieme Verlag, Stuttgart.

MÜLLER-WOHLFAHRT, H. W., MONTAG, H. J., KÜBLER, U. (1992): Diagnostik und Therapie von Muskelzerrungen und Muskelfaserrissen. Dtsch. Z. Sportmed. **43**, 120-125.

PFISTER, A., KOLLER, W. (1990): Therapie der frischen Muskelverletzung. Sportverl.-Sportschad. **4**, 41-44.

PURANEN, J., ALVAIKKO, A. (1981): Intracompartmental pressure increase on exertion in patients with chronic compartment syndrome in the leg. J. Bone and Joint Surg. **63**, 1304-1309.

ROUX, W. (1895): Entwicklungsmechanik der Organismen. Gesammelte Abhandlungen. Engelmann Verlag, Leipzig.

RUPP, S., KUPPIG, R. (1995): Muskeldehnbarkeit und Verletzungshäufigkeit im Fußballsport. Prospektive Untersuchung über eine Saison. Dtsch. Z. Sportmed. **436**,127-132.

SEGESSER, B., NIGG, B. M. (1993): Orthopädische und biomechanische Konzepte im Sportschuhbau. Sportverl.-Sportschad. **7**, 150-162.

SMILLIE, I. S. (1978): Injuries of the knee joint. Churchill Livingstone, Edinburgh.

STOBOY, H. (1980): Reflektorische Kontrolle und Muskeltätigkeit. In: WITT, A. N. (1980): Orthopädie in Praxis und Klinik. Thieme Verlag Stuttgart.

ULLRICH, K., GOLLHOFER, A. (1994): Physiologische Aspekte und Effektivität unterschiedlicher Dehnmethoden. Dtsch. Z. Sportmed. **45**, 336-345.

WORRELL, T. W., PERRIN, D. H. (1992): Hamstring muscle injury: the influence of strength, flexibility, warm-up and fatigue. J. Orthop. Sports Phys. Ther. **16**, 12-18.

WYDRA, G. (1993): Muskeldehnung – aktueller Stand der Forschung. Dtsch. Z. Sportmed. 44, 104-111.

8.5 Literatur zu Kap. 5: Sehnen

BECKER, W., KRAHL, H. (1978): Die Tendopathien. Thieme Verlag, Stuttgart.

FRANKE, K. (1980): Traumatologie des Sports. Thieme Verlag, Stuttgart.

GOERTZEN, M., STASKIEWICZ, B., SCHULITZ, K. P. (1993): Verletzungsprofil von Seniorensportlern in den Racketsportarten Squash und Tennis. Dtsch. Z. Sportmed. **44**, 96-102.

JOSZA, L., KVIST, M. BALINT, B., et al. (1989): The role of recreational sport activity in achilles tendon rupture. A clinical, pathoanatomical, and sociological study of 292 cases. Am. J. Sports med. **17**, 338-343.

KANNUS, P., JOSZA, L. (1991): Histopathological changes preceding spontaneous rupture of a tendon. J. Bone and Joint Surg. **73-A**, 1507-1525.

MENKE, W., BODEM, F. (1987): Zur Achillessehnenbelastung im alpinen Skisport. Sportverl.-Sportschad. **4**, 168-170.

MICHNA, H. (1987): Tendon injuries induced by exercise and anabolic steroids in experimental mice. Internat. Orthop. **111**, 157-162.

MILES, J. W., GRANA, W. A., EGLE, D., et al. (1992): The effect of anabolic steroids on the biomechanical and histological properties of rat tendon. J. Bone and Joint Surg. **74-A**, 411-422.

SEGESSER, B., GOESELE, A., RENGGLI, P. (1995): Die Achillessehne im Sport. Orthopädie 24, 262-267.

SOMMER, H. M. (1987): The biomechanical and metabolic effects of a running regime on the achilles tendon in the rat. Int. Orthop. **11**, 71-75.

STEINBRÜCK, K. (1992): Sportverletzungen und Überlastungsschäden. Ciba-Geigy, Wehr.

TEICHMÜLLER, H., AHRENDT, E., VON FRANKENBERG, E. (1993): Primäre und sekundäre Insertionstendopathien. In: WIRTH, C. J.: Überlastungsschäden im Sport. Thieme Verlag, Stuttgart.

TILLMANN, B., SCHÜNKE, M. (1993): Funktionelle Anpassungsvorgänge an Binde- und Stützgeweben. In: WIRTH, C. J.: Überlastungsschäden im Sport. Thieme Verlag, Stuttgart.

WILHELM, K., KREUSSER, Th.: Belastbarkeit von Kapsel- und Sehnengewebe. Sportverl.-Sportschad. **4**, 14-21.

9 Register

A
Abpunktion 102
Abrißfrakturen 30
Abscherfrakturen 30
Achillessehne 13, 127
Achillessehnenansatz 122, 124
Achillessehnenruptur 11, 123
Achsfehlstellungen 37
Adaptation 49, 120
Adaptationspotential 23
Adduktorenansatz 122
aktive Dehnung 97
aktive Stabilisatoren 80
Alkohol- und Drogenmißbrauch 44
Alltagsaktivitäten 89
Alter 88
Altersveränderungen 88
Alterung 121
Anastomosen 94
Anlaufschmerz 129
Antibiotika 38
Apophysen 126
Arbeit 9
Arbeitsunfälle 6
Arthrofibrosen 78
arthrokinetischer Reflex 60
Arthrose(n) 17, 81, 87, 89
Arthroskopie 78
arthroskopische Abklärung 72
Atrophie 39, 107
Ausdauersportarten 41
Ausrißfrakturen 126

B
Ballsportarten 46, 123
Bänderheilung 85
Bandscheibe 76
Bandverletzungen 14, 17
Basketball 46, 65
Beanspruchung 27
Behinderung 89
Belastung 27
Belastungsunfähigkeit 101
Berufskrankheit 11
Bewegungsmangel 52
Bewegungstherapie 51
Biceps femoris 124
Bicepssehne 124
Bicepssehnenansatz 122
Biegebeanspruchung 28
Biegungsfrakturen 30
Bindegewebe 60, 107, 117
blutige Gelenkergüsse 66, 73
Bodybuilding 40
Breitensport 97
Bruchfestigkeit 49
Bursitis olecrani 66
Bursitis praepatellaris 66

C
Calcium 25
chondrale Läsionen 72
Chondrozyten 57, 58
chronische Infektionsherde 128
chronische Instabilitäten 80
chronische Osteomyelitis 38
Computertomographie 43
Coracoid 122

D
Dämpfung 119
Dämpfungseigenschaften 41
Dauerschaden 11
Deformierung 125
Degeneration 76, 123
degenerative Meniskusrisse 76
Dehnbarkeit 112
Dehnen 112
Dehnungsgeschwindigkeiten 96
Dehnungszustand 107
Detonisierung 114
Diaphyse 21
Diskus 59
Diskusverletzungen 76
distales Radioulnargelenk 76
Distorsion 12, 14, 66
Druckbeanspruchungen 22
Druckbelastung 50
Drucktrajektorien 22
Dualphotonenabsorptiometrie 43
Durchblutung 82
Dysbalance(n) 112
Dysplasien 71
Dystrophie 39

E
Eiweiß 111
elastische Fasern 59
Elastizität 112
Elastizitätsmodul 62
Elektrolytstörungen 99
Elektrotherapie 49
Ellenbogengelenk 79
Embolie 38
endogene Verletzungen 11
endogener Risikofaktor 12
Energieabsorption 62
Energieaufnahmefähigkeit 121
entzündliche Reizzustände 75
Entzündung 58
Enzymanstiege 102
Epicondylitis radialis 11, 122
Epicondylitis ulnaris 122
Epiphyse 21
Epiphysenfrakturen 33
Ermüdbarkeit 106
Ermüdungsfrakturen 30
Ersatzknorpel 84
exogene Risiken 87
exogene Sportverletzungen 11
exogener Risikofaktor 13
exzentrische Beanspruchung 29
exzentrische Belastung 109
exzentrische Kontraktion 96
exzentrisches Krafttraining 100

F
Fascienplastik 104
Fascienspaltung 40, 106
Faserknorpel 58
Fasertypen 95
Femoropatellararthrose 73
Fettembolie 39
Fettstoffwechselstörungen 121
Fibrillation 74
Fibrillen 118
Fibrinkleber 75
Fibroblasten 118
Fissuren 30
Fraktur(en) 12, 14, 30
Frakturhämatom 31
Frakturheilung 35, 47
frühfunktionelle Behandlung 32
frühfunktionelle Nachbehandlung 126
frühfunktionelle Therapie 86
FT (fast twitch)-Fasern 106
FTG-Fasern 107
FTO-Fasern 107
funktionelle Frakturbehandlung 48
funktionelle Therapie 68
funktionelles Kompartment-Syndrom 40, 105
Fußball 97
Fußballerleiste 122
Fußballsport 123

G

Gefäßeinsprossung 86
Gefäßversorgung 118
Gefäßversorgung des Meniskus 85
gehaltene Röntgenaufnahme 67
Geher 40
Gelenke 55
Gelenkfraktur(en) 33, 46, 71
Gelenkfunktion 51
Gelenkinfektion 65
Gelenkkapsel 57, 58, 79
Gelenkkörperführung 60
Gelenkstabilisation 108
Gelenkstoffwechsel 65
Gelenktoilette 81
Gelenkverletzung(en) 58, 63
Gelenkverschleiß 73, 80
Gelenkversteifung(en) 36, 78 79
genetische Disposition 87
Gerinnung 79
Gesundheit 1
Gesundheitsbegriffe 1
Gesundheitserziehung 2
Gesundheitsförderung 3
Gesundheitsrisiken 4
Gesundheitssport 10, 89
Gewebsdegeneration 11, 12
Gewebszerstörung 131
Gewichtsbelastung 48
Gicht 58
Gipsbehandlung 38
giving way 80
Gleit-Reibverhalten 60
Gleitsehnen 117
Golfspiel 53
GOLGI-Körperchen 113
Gracilissyndrom 122
Grad der Instabilität 67
Grundsubstanz 62
Grünholzfrakturen 30

H

Haltemuskeln 106
Hämatom 78, 101
Haut-Rezeptoren 114
Heim-/Freizeitunfälle 6
Hüftabduktoren 110
Hüftkopfnekrose 46
hyaliner Gelenkknorpel 56
Hydroxyprolin 63
Hypermobilität 71
Hypertrophie 108, 109, 121

I

Immobilisation 82
Immobilisationsatrophien 25
Immobilisationsosteoporose 44, 79
Infektion 38
inkomplette Rupturen 86

Innenmeniskus 77
Insertionstendinosen 122, 127
Insertionstendopathien 19
Instabilität 48, 80
Invaliditätsrate 14
Ischiocruralmuskulatur 112
isokinetisches Training 109
isometrische Kontraktion 96

J

juvenile Osteochondrosen 19

K

Kahnbeinfraktur 47
Kalkeinlagerung 129
Kallusanlagerung 41
Kallusbildung 35, 49
Kälteanwendung 102
Kampf-Kraftsport 46
Kapsel-Band-Rezeptoren 114
Kapsel-Band-Verletzungen 63
Kausalhistogenese 48
Kernspintomographie 42, 46, 72, 78, 101
Kniegelenksverletzungen 16
Knieinnenbandläsion 69
Kniescheibe 70
Kniescheibenluxation 66
Knochen 21
Knochenapatit 22
Knochenbildung 48
Knochendichte 26, 52
Knochendichtemessung 43
Knochenfestigkeit 45, 52
Knochenglatze 74
Knochennekrose 43
Knochenneubildung 49, 127
Knochentransformation 24
Knochenwachstum 48
knöcherne Begleitverletzungen 72
knöcherne Streßreaktionen 106
knöcherne Verletzungen 68
knöcherner Sehnenansatz 118
Knorpeldefekte 65
Knorpelheilung 83
Knorpelläsion 87
Knorpelmatrix 84
Knorpelödem 74
Knorpelprotektion 75
Knorpelschäden 16, 73
Knorpelschädigung(en) 66, 82
Knorpelshaving 75, 84
Knorpelstoffwechsel 84
Knorpelulzerationen 74
Knorpelverletzung 73
Knorpelzellfunktion 88
Knorpelzellkulturen 75
Kollagen 63
kollagene Fasern 59

Kollagenfasern 22, 57
Kollagenfibrillen 63
Kollateralbänder 68
Kombinationsverletzungen 76
Kompacta 21
Kompartment-Syndrom 31, 40, 94
komplette Rupturen 67
Komplexbewegungen 56
Kompression 82
Kompressionsanwendung 102
Kompressionsfraktur(en) 30, 50
Kongruenz 59
kontraktiles Element 95
Kontrakturen 51
Kontusion(en) 14, 66
konzentrische Beanspruchung 29
konzentrische Kontraktion 96, 109
Koordination 100, 108
Koordinationsschwäche 52
Korbhenkelriß 76
körperliche Inaktivität 123
Korticalis 21
Korticalisverdickung 42
Kortisoninfiltration 131
Kraft- und Spielsportler 53
Kraftdehnungsverlauf 119
Kraftmoment 27
Krafttraining 108
Krankheit 1
Kreuzbänder 69
Kreuzbandplastik 78
Kreuzbandrupturen 78
Kreuzbandverletzungen 80
Krieffekt 120
Kugelgelenk 55
Kunstturnen 41

L

Lactat 99
Langstreckenläufer 40
Lastübertragung 62
Laufsportarten 97
Laxität 80
Leichtathletik 41, 97, 123
Ligamentum patellae 124
Luxation(en) 14, 70
Luxationsfrakturen 71
Lymphdrainagen 101

M

M. gracilis 122
M. peronaeus brevis 124
M. quadriceps 103, 112
M. sartorius 122
M. semitendinosus 122
M. soleus 107
M. subscapularis 72

M. supraspinatus 117
M. triceps surae 112
M. vastus intermedius 104
M. vastus medialis 107
Magnetfeldanwendung 38
Magnetfeldtherapie 49
Marschfrakturen 40
Massenträgheitsmoment 28
Maximalkraft 109
mechanische Beanspruchung 27
Mechanorezeptoren 60
mediales Seitenband 77
Medikamenteneinwirkung 121
Medikamentöse Therapie 75
Meniskus 59
Meniskusheilung 84
Meniskusnaht 85
Meniskusresektion 85
Meniskussymptome 77
Meniskustransplantationen 85
Meniskusverletzung(en) 11, 76
mesenchymales Bindegewebe 48
Mesenchymalzellen 84
Metallentfernung 37, 47
Metaphyse 21
Mikrotraumatisierung 75
Mikroverletzungen 11
Mobilisation 46
Morbus SUDECK 39, 51
Motoneurone 94
motorische Beanspruchung 50
motorische Einheit 94
motorische Endplatten 94
Mukopolysaccharide 57
multidirektionale Instabilitäten 80
Muskeladaptation 108
Muskelarbeit 94
Muskelatrophie 36
Muskelaufbau 109
Muskelfascie 93, 103
Muskelfasertypen 106
Muskelfunktion 108
Muskelhernie 103
Muskelhypertrophie 111
Muskelkater 99
Muskelkontraktion 95
Muskelkontusion 103
Muskelkraft 29, 95, 107
Muskelkrämpfe 50, 99
Muskellogen 40
Muskelnekrose 94, 106
Muskelschwäche 52
Muskelspasmen 51
Muskelspindeln 113, 114
Muskeltonus 114
Muskeltraining 109
Muskelübermüdung 100
Muskelverknöcherung(en) 102, 104
Muskelverkürzungen 112

Muskelverletzungen 14, 97
Muskelzerrung 100
Myofibrillen 93
Myofilamente 93
Myositis ossificans 19, 104

N
N. axillaris 81
narbige Defektheilung 70
Narkosemobilisation 79
Nekrose des Muskels 40
neuromotorische Aktivität 109
neuromuskuläre Koordination 96
neurovaskuläre Störung 51
normale Laxität 68
Normvarianten 71
Nosologie 3

O
oberes Sprunggelenk 64
offene Arthrotomie 78
offene Frakturen 31
offene Gelenkverletzungen 65
Olecranon 124
Olecranonspitze 122
Operation 126
Orthese 48, 72, 80
Os ischii 126
Osteoblasten 22
osteochondrale Läsionen, 72
Osteochondrosen 17
Osteochondrosis dissecans 19
Osteoid 22
Osteoklasten 22
Osteonekrosen 42
Osteoporose 26, 43
Osteosynthese 33
Osteotomien 51
Osteozyten 22

P
parallelelastisches Element 95
Paratendinitis 129
Parathormon 25
passive Dehnung 96
Patelladysplasie 71
Patellarsehne 124
Patellarsehnenansatz 122
pathologische Fraktur 43, 47
Periost 22
Periostitis 40, 41
periphere Schmerzreizung 50
Peritendinitis 129
Peroneus-brevis-Ansatz 122
Pes anserinus 122
physikalische Therapie 100
piezoelektrischer Effekt 49
postisometrisches Dehnen 114

posttraumatische Achsveränderungen 83
präarthrotische Deformität 87
Primäre Frakturheilung 35
primäre Osteoporose 44
Processus styloideus ulnae et radii 122
progressive Belastung 109
Proliferationsstadium 86
Propriozeption 60, 84
Proteine 22
Pseudarthrose(n) 35, 37, 51
psychische Reaktionen 50
Punktion 77, 103

Q
Quadricepssehne 124
Quadricepssehnenansatz 122

R
Randwülste 81
Rectus-Sehne 122
Refraktur 37
Regeneration 102
Rehabilitation 46, 111
Rehabilitationszeit 102
Reißfestigkeit 121
Reizergüsse 58, 66
Relaxation 106, 113, 120
rezidivierende Luxationen 71
rezidivierende Patellaluxation 72
Risikofaktor 12
Risikoverhalten 45
Röntgenreizbestrahlung 105
Röntgenschichtaufnahme 42
Röntgenuntersuchung 126
Rückschlagspiele 123
Ruheschmerz 101, 129

S
Salutogenese 2
Sattelgelenk 55
Scharniergelenke 55
Schenkelhalsfraktur(en) 44, 46, 47, 52
Schmerz 50
Schmerzrezeption 59
Schmerzrezeptoren 50
Schmerzschwelle 89
schnellender Finger 130
Schubbeanspruchung 29
Schubladentest 68
Schultergelenk 70, 79
Schultergelenkkapsel 72
Schultersteife 79
Schutzfaktoren 2
Schwerbehinderungen 6
Schwimmen 53, 65
Sehnen 117

Sehnenansatzbereich 127
Sehnenrupturen 124
Sehnenschäden 122
Sehnenverletzungen 14, 122
Sekundärarthrose 87
sekundäre Frakturheilung 35
sekundäre Gelenkschäden 78
sekundäre Osteoporose 44
Selbstbestätigung 89
sensorische Defizite 52
serienelastisches Element 95
SHARPEYsche Fasern 118
shin-splint 40, 105
Skelettmuskulatur 93
Skisport 46
Skiverletzungen 15
Sklerosierung 42
Sofortschmerz 10
Sonderturnkurse 8
sonographische Untersuchung 103
Sonographie 78, 125
soziale Behinderung 89
Spannungen 27
Spina iliaca anterior inferior 126
Spina iliaca anterior superior 126
Spondylolysen 17
Spongiosa 21
Spontanfraktur(en) 30, 43
Spontankorrektur 33
sportartspezifisches Risiko 97
sportartspezifische Verletzungsrisiken 13
Sportinvaliditätsfälle 44
sportliche Überlastung 87
Sportmedizin 1
Sportschaden 10
Sportschäden 16
Sportschuh 41
Sportstudierende 97
Sporttherapie 50
Sportunfälle 7
Sportverletzungen 10
Springerknie 19
Sprunggelenk 79
Sprunggelenksdistorsion 67
ST (slow twitch)-Fasern 106
Stabilität 59
statisches Dehnen 114
Sternoklavikulargelenk 76
Steroide 121
Steroidhormone 111
Stoffwechselstörungen 73, 121
Stoßabsorptionsfähigkeit 84

Stoßwellenanwendung 38
Stoßwellentherapie 49
Strecksehnen 124
Strecksehnenrisse 124
Streßfaktoren 2
Streßfraktur 18, 40
Streßreaktion 40
Stretching 112
Strömungsgeschwindigkeit 51
Sturz 52
Sturz- und Frakturprophylaxe 53
Subluxation 70
Supraspinatussehne 124
Symptomkomplex 50
Synchronisierung 109
Synovia 57, 58
Synovialis 57
Szintigraphie 42

T
Tagesrhythmik 111
Teileinrisse 67
Tendinose(n) 123, 129
Tendinosis calcarea 129
Tendovaginitis 129
Tendovaginitis crepitans 130
Tendovaginitis stenosans 129
Tennisellenbogen 11, 19, 122
tetanische Zuckungen 106
Thrombose 38, 106
Thromboseprophylaxe 51
Tibiakantensyndrom 105
Torsionsbeanspruchung 29
Torsionsfrakturen 30
Trainingstherapie 50, 51
Transitstrecke 57
traumatische Meniskusrisse 76
Tricepssehne 124
Tuberculum majus 127
Tuberositas tibiae 127
Turmspringen 41
Turnen 46, 97
Typ I-Fasern 106
Typ II-Fasern 106

U
Überbelastung 74
Überdehnung 67
Übergewicht 87, 88
Überlastung 10
Überlastungsschäden 16
Überlastungssyndrome 106
Ultraschallmessung 43

Ultraschalluntersuchung 100
Unfallverletzungen 5
Unterschenkelfraktur 48

V
Vastus intermedius 103
vegetatives Nervensystem 39, 50
Venenpumpensystem 94
Verkehrsunfälle 6
Verletzung 10
Verletzungsinzidenzen 14
Verletzungsmuster 14
Verletzungsnarben 96
Verletzungsrisiken 13
Verstauchung 66
Versteifung 65
Verwachsungen 65, 79
Verzögerte Knochenbruchheilung 51
visco-elastischer Körper 62
Viskoelastizität 120
Vitamin D 25
Vitamine 111
vorderes Kreuzband 60, 77, 86
Vorderhornzelle 94
Vorverletzungen 112

W
Wachstumsstörungen 33
Wassergehalt 62
Werferellenbogen 122
Widerstandsmoment 28
Wirbelfrakturen 53
Wirbelgleiten 17
Wirbelsäule 17
Wochenrhythmus 111
WOLFFsches Gesetz 24
Wurfsportarten 123

Z
Z-Streifen 93, 99
Zerrung 67
Zugbeanspruchungen 22
Zugbelastbarkeit 121
Zugrichtung 127
Zugsehnen 117
Zugtrajektorien 23
zyklische Belastung 84
zyklische Dauerbeanspruchungen 41
zyklische Stoßbelastungen 83
Zysten 81

Sooo... soft!

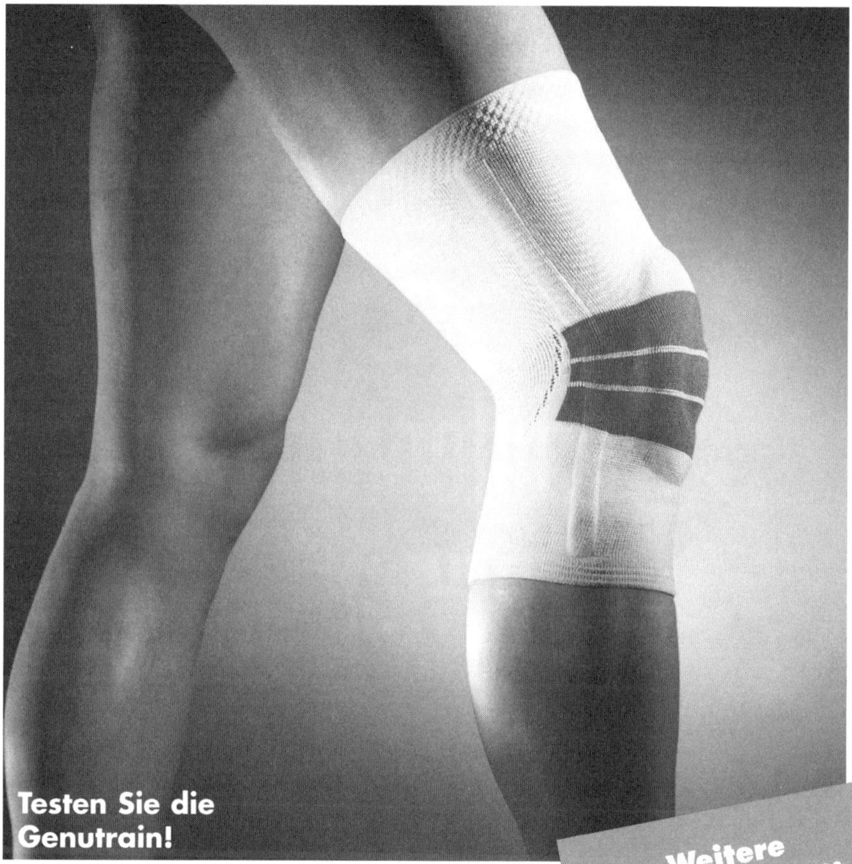

Testen Sie die Genutrain!

- Weicheres, atmungsaktives Gestrick durch Multifilament
- Spezielle Stricktechnik sowie keine Naht im Bereich der Kniekehle
- Hervorragende Trageeigenschaften durch optimale Paßform

Weitere Informationen:
Info-Tel.: 0180/3 25 25 18
http://www.Bauerfeind.com

Die Genutrain®

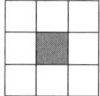 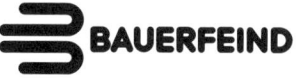

BAUERFEIND Orthopädie GmbH & Co. KG, Arnoldstr. 15, 47906 Kempen, Tel.: 0180/3 25 25 20, Fax: 0180/3 25 25 19
Internet: http://www.Bauerfeind.com

NOVARTIS

Hervorgegangen aus der Fusion
von Ciba-Geigy und Sandoz

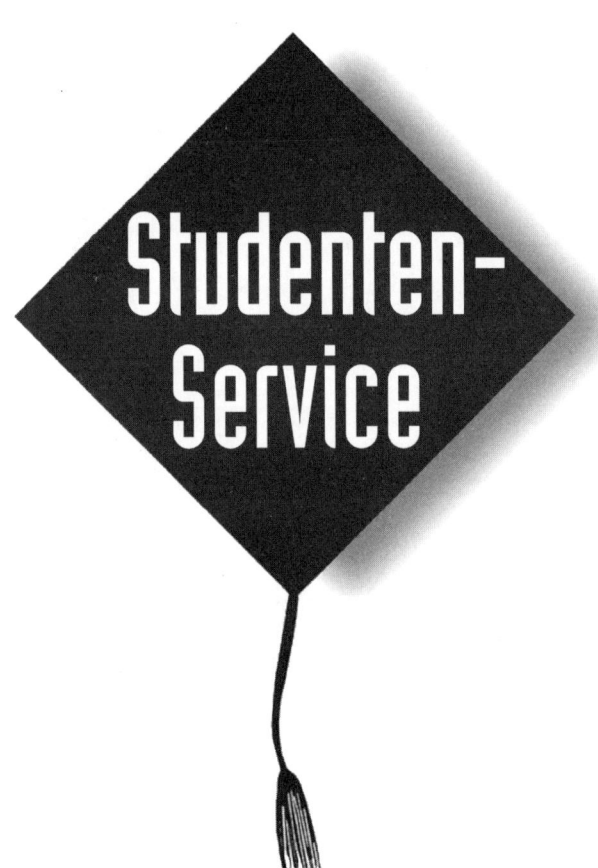

Der Novartis Studentenservice ist eine Einrichtung für Ärztinnen und Ärzte von morgen. Jedes Jahr stellen wir eine bunte Mischung von nützlichen Dingen für das Studium zusammen, die Sie entweder kostenlos oder für wenig Geld erhalten.

Prospektanforderungen und Bestellungen bitte an: Novartis Studentenservice c/o Conversa GmbH, 79739 Schwörstadt

0130/751094

Unsere Form erhält die Funktion
während die Bänder heilen

Die AIRCAST®-Schiene hat die frühfunktionelle Therapie bei Aussenbandläsionen am oberen Sprunggelenk ermöglicht.

Das anatomische Design der Schalen gewährleistet Stabilität und guten Sitz. Die Luftkissen bieten Tragekomfort und graduelle Kompression mit ihren therapeutischen Vorteilen. Die Luftkammerschiene kann in jedem Schnürschuh unter Vollbelastung getragen werden. Inversion und Eversion werden im physiologischen Bereich [5,6,7] gehalten, während Normalflexion möglich ist: „geführte Bewegung"[1]

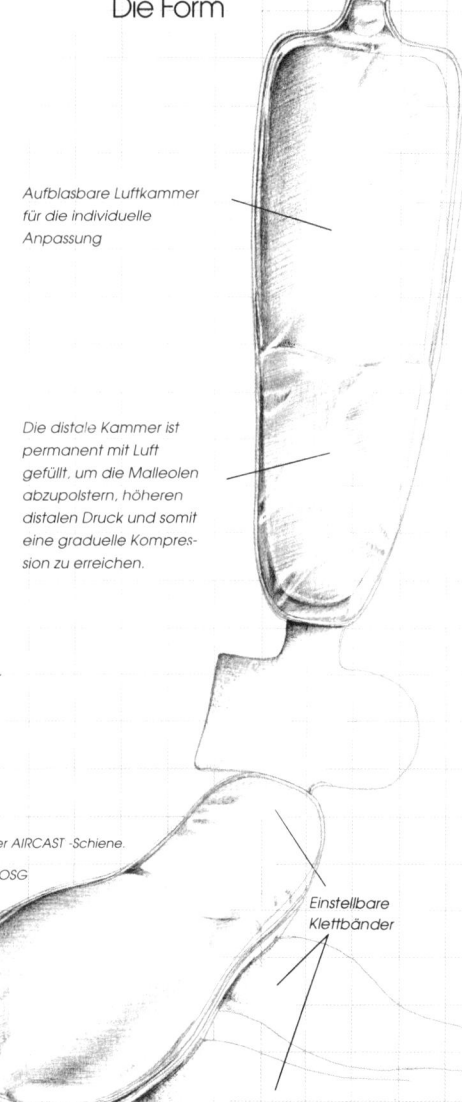

Die Form

Aufblasbare Luftkammer für die individuelle Anpassung

Die distale Kammer ist permanent mit Luft gefüllt, um die Malleolen abzupolstern, höheren distalen Druck und somit eine graduelle Kompression zu erreichen.

Einstellbare Klettbänder

Die Funktion

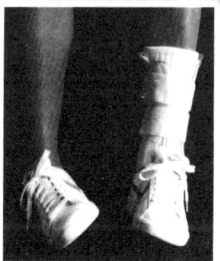 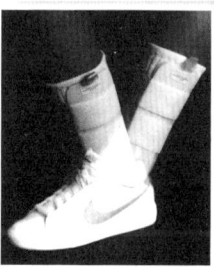

Die Luftkammerschiene begrenzt Inversion/Eversion, läßt jedoch Normalflexion zu.

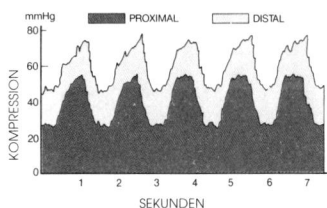

Während des Gehens bringen Körpergewicht und Muskelkontraktion die Luftzellen zu einem rhythmischen Pulsieren. Diese massierende Kompression bewirkt einen schnelleren Abbau der Schwellung [1,5] und induziert die Kollagensynthese mit Bandreparation [2].

Literaturreferenzen auf Anfrage erhältlich
1 Jakob R.P., Raemy H.: Zur funktionellen Behandlung des frischen Außenbänderrisses mit der AIRCAST -Schiene. Orthopäde 1986; 15 : 434-440
2 Neumann K.: Ist die konservativ-funktionelle Behandlung frischer Außenbandrupturen am OSG gerechtfertigt? Hefte zur Unfallheilkunde, Heft 189
3 Fritschy D. et al.: Funktionelle Behandlung von Aussenbandläsionen am oberen Sprunggelenk. J. Traumatol. Sport 1987, 4, 131-136
4 Klein J., Tiling Th. et al.: Funktionelle versus Gipsbehandlung bei der frischen Außenbandruptur des oberen Sprunggelenks. Unfallchirurg (1991) 94 : 99-104
5 Stover C.N., York J.M.: AIRCAST® Air-Stirrup system for graduated management of lower extremity injuries. Scientific exhibit paper, AAOS, San Francisco, 1979
6 Stuessi E. et al.: A biomechanical study of the stabilization effect of the AIRCAST® Ankle Brace, in Biomechanics. Champaign, IL: Human Kinetics Publishers, pp 159-164, 1987
7 Kimura I.F. et al.: Effect of the Air-Stirrup in controlling ankle inversion stress. J Ortho Sports Phys Ther 1987; 9 : 33-39

Deutsches Patent 2913606

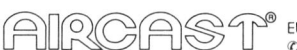 EUROPA GmbH · Postfach 11 51, D-83065 Stephanskirchen
℗ nat. (01 30) 85 24 33 · ℗ int. +49 (80 36) 90 66 50 · Telefax (0 80 36) 40 15

UTB FÜR WISSENSCHAFT

Auswahl Fachbereich
Medizin

Badtke (Hrsg.),
Lehrbuch der Sportmedizin
UTB-GROSSE REIHE 8098
(Hüthig/Barth). 3. Aufl. 1995.
DM 98,—, öS 715,—, sfr 89,—

Heigl-Evers/Heigl/Ott (Hrsg.),
Lehrbuch der Psychotherapie
UTB-GROSSE REIHE 8069
(G. Fischer). 2. Aufl. 1994.
DM 98,—, öS 715,—, sfr 89,—

Krauß/Krauß,
Frauenheilkunde
UTB-GROSSE REIHE 8096
(G. Fischer). 1995.
DM 98,—, öS 715,—, sfr 89,—

Spiel/Spiel,
Kompendium der Kinder- und
Jugendneuropsychiatrie
UTB-GROSSE REIHE 8030
(E. Reinhardt). 1987.
DM 78,—, öS 569,—, sfr 71,—

Uhlmann,
Lehrbuch der Anatomie des
Bewegungsapparates
UTB-GROSSE REIHE 8121
(Quelle & Meyer). 4. Aufl. 1996.
DM 36,80, öS 269,—, sfr 34,00

Vogl, Differentialdiagnose der
medizinisch-klinischen Symptome
UTB-GROSSE REIHE 8066
(E. Reinhardt). 3. Aufl. 1994.
DM 128,—, öS 934,—, sfr 114,—

Wokalek/Wetterauer/Heite,
Männerheilkunde/Andrologie
UTB-GROSSE REIHE 8097
(G. Fischer). 1995.
DM 68,—, öS 496,—, sfr 62,—

457 Frankl,
Theorie und Therapie der Neurosen
(E. Reinhardt). 7. Aufl. 1993.
DM 29,80, öS 218,—, sfr 27,50

531 Prokop,
Einführung in die Sportmedizin
(G. Fischer). 3. Aufl. 1983.
DM 19,80, öS 145,—, sfr 19,00

629 Schumacher/Aumüller,
Topographische Anatomie des
Menschen
(G. Fischer). 6. Aufl. 1994.
DM 39,80, öS 291,—, sfr 37,00

771 Franke,
Logopädisches Handlexikon
(E. Reinhardt). 4. Aufl. 1994.
DM 29,80, öS 218,—, sfr 27,50

1075 Mehlhorn/Piekarski,
Grundriß der Parasitenkunde
(G. Fischer). 4. Aufl. 1995.
DM 39,80, öS 291,—, sfr 37,00

1162 Strubelt,
Elementare Pharmakologie und
Toxikologie
(G. Fischer). 5. Aufl. 1995.
DM 28,80, öS 210,—, sfr 26,50

1409 Hänsch,
Einführung in die Immunbiologie
(G. Fischer). 1986.
DM 26,80, öS 196,—, sfr 25,00

1439 Staines/Brostoff/James,
Immunologisches Grundwissen
(G. Fischer). 2. Aufl. 1994.
DM 29,80, öS 218,—, sfr 27,50
Auswahl Fachbereich

1644 Pflüger,
Neurogene Entwicklungsstörungen
(E. Reinhardt). 1991.
DM 32,80, öS 239,—, sfr 30,50